DES RASH,

OU

EXANTHÈMES SCARLATINIFORMES

CONFONDUS

AVEC LES SCARLATINES,

PAR

JACQUES ALMÉRAS,

Docteur en Médecine de la Faculté de Paris,
ancien Élève en Médecine et en Chirurgie des Hôpitaux de Paris,
Médaille des Hôpitaux (1857 et 1860),
Membre de la Société d'Anthropologie.

PARIS.

A. COCCOZ, LIBRAIRE-ÉDITEUR,
rue de l'École-de-Médecine, 30.

1862

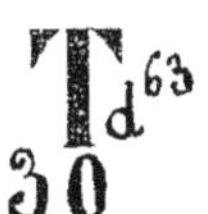

DES RASH,

OU

EXANTHÈMES SCARLATINIFORMES

CONFONDUS

AVEC LES SCARLATINES,

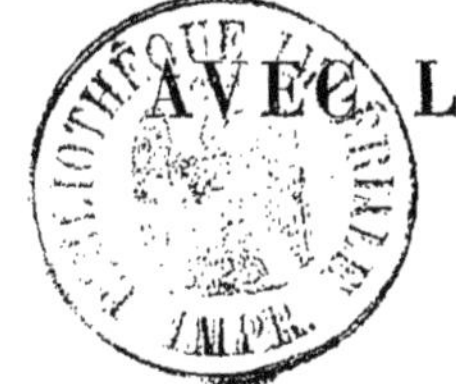

PAR

JACQUES ALMÉRAS,

Docteur en Médecine de Faculté de Paris,
ancien Élève en Médecine et en Chirurgie des Hôpitaux de Paris,
Médaille des Hôpitaux (1857 et 1860),
Membre de la Société d'Anthropologie.

PARIS.

A. COCCOZ, LIBRAIRE-ÉDITEUR,

rue de l'École-de-Médecine, 30.

1862

RIGNOUX, IMPRIMEUR DE LA FACULTÉ DE MÉDECINE,
rue Monsieur-le-Prince, 31.

A M. LE DR HARDY,

Médecin de l'hôpital Saint-Louis,
Agrégé libre de la Faculté de Médecine de Paris,
Chevalier de la Légion d'Honneur.

Permettez-moi, cher maître, de vous dédier spécialement ce travail, en souvenir des années les plus laborieuses et les plus instructives de mes études médicales.

Acceptez, je vous prie, cette faible marque de la reconnaissance de l'un de vos plus dévoués élèves.

DES RASH,

OU EXANTHÈMES SCARLATINIFORMES

CONFONDUS

AVEC LES SCARLATINES.

AVANT-PROPOS.

Dans certaines conditions mal définies, on voit apparaître sur la peau des taches rouges, plus ou moins nombreuses, isolées ou réunies en larges plaques, qui occupent tantôt des parties limitées, et tantôt la superficie du corps tout entier.

La coloration écarlate de ces taches, leur étendue, l'aspect pointillé qu'elles présentent, l'absence des symptômes généraux graves, les ont fait prendre pour des scarlatines bénignes, alors qu'elles apparaissent à l'état simple, indépendamment de toute complication.

Si au contraire les symptômes généraux sont plus tranchés, si des accidents divers se manifestent, s'il survient une éruption miliaire ou varioleuse, une péritonite ou une fièvre puerpérale, on a cité ces faits comme des cas de scarlatine venant compliquer ces affections diverses.

L'absence de catarrhe des muqueuses, alors que cette efflorescence affectait quelques-uns des caractères de la rougeole, a fait penser à des rougeoles sans catarrhe, et dans ces cas encore, on a cité des observations où l'on avait vu une variole et une rougeole, parfois même la rougeole, la variole et la scarlatine, voire même le purpura, survenir à la fois chez le même sujet, et suivre leur cours régulier sans se contrarier réciproquement.

Des faits observés à l'hôpital Sainte-Eugénie, dans le service du regrettable Legendre, dans celui de M. Beau à l'hôpital Cochin, à Saint-Louis dans le service de M. Hardy, attirèrent notre attention sur ces éruptions singulières. Nous avons joint à l'étude clinique celle des auteurs qui ont parlé de ces faits insolites. De nos observations et de nos lectures, éclairées par les leçons de nos maîtres, est résulté pour nous cette conviction que, dans les cas cités par les observateurs, le diagnostic avait été le plus souvent mal porté.

Car, sans nier absolument qu'on ait pu rencontrer quelquefois, dans ces circonstances, des scarlatines légitimes, des rougeoles franches, nous avons cru y trouver des exemples de fièvres pseudo-éruptives qu'on décrit aujourd'hui sous le nom d'*exanthèmes scarlatiniformes* et *morbilliformes*, et qui n'ont à tout prendre que des rapports grossiers avec la scarlatine et la rougeole.

Il y a deux ans, nous avons réuni quelques observations d'érythème scarlatiniforme que nous fîmes suivre de réflexions en forme de mémoire, destiné à la Société médicale d'observation. Nous basant sur les faits que nous avions vus, nous cherchions à montrer qu'il survient dans les éruptions varioleuses, chez les femmes dans l'état puerpéral, et même aussi dans la santé parfaite, apparente du moins, des exanthèmes analogues à la scarlatine, quant à la forme de l'éruption, mais différentes de celle-ci par l'absence de fièvre intense et de lésions morbides du côté de la gorge, des reins et des centres nerveux.

Comparant ensuite ces éruptions à celles que les auteurs ont décrites comme venant compliquer la variole, et dans lesquelles ils ont vu des scarlatines, nous cherchions à montrer que ces faits pouvaient, dans la plupart des cas, recevoir une autre interprétation. M. Hardy, auquel nous avons lu ce petit travail, nous engagea alors à le compléter, pensant qu'il y aurait là matière à un mémoire de quelque intérêt.

Nous avons suivi l'avis du maître, et notre première ébauche a singulièrement grandi.

Marchant dans un sentier peu battu, la tâche a été difficile, car les monographies sont rares, et les ouvrages didactiques sont trop souvent muets. Ce n'est donc qu'en glanant à droite et à gauche que nous avons rassemblé les matériaux indispensables à tout travail consciencieux. Nous avons travaillé, c'est là sans doute notre seul mérite.

Puissions-nous ne pas avoir perdu notre temps et obtenir de nos juges une bienveillante indulgence pour ce premier essai !

« Car je dis librement mon advis de toutes choses, voire et de celles qui surpassent à l'adventure ma suffisance, et que je ne tiens aucunement estre de ma jurisdiction.

« Ce que j'en opine, c'est aussi pour déclarer la mesure de ma veue, non la mesure des choses. » (Montaigne, *Essais*, liv. II, chap. 10.)

APERÇU HISTORIQUE ET BIBLIOGRAPHIQUE.

Les éruptions scarlatiniformes, en tant que maladies distinctes, ayant leur histoire propre, leur description individuelle, n'ont pris qu'assez tard leur place dans le cadre nosologique.

Elles n'apparaissent d'abord dans la science que confondues avec la scarlatine, comme celle-ci le fut avec la rougeole jusqu'à F. Hoffmann, c'est-à-dire jusqu'au commencement du XVIIIe siècle.

Les auteurs qui ont décrit les complications des différentes fièvres éruptives par la scarlatine offrent, selon nous, de nombreux exemples de cette confusion. Nous nous attacherons à démontrer, dans le cours de ce travail, que ces scarlatines doivent être rangées, dans la plupart des cas, au nombre des érythèmes scarlatiniformes, en même temps que nous nous efforcerons de prouver que l'éruption rosacée, parfois milliforme, que l'on désigne aujourd'hui sous le nom d'*exanthème scarlatiniforme*, n'avait pas échappé aux anciens, qui ne lui avaient accordé cependant qu'une place secondaire.

En 1655, paraît la première relation de l'épidémie de miliaire, publiée par Welsch (*Historia medica novum puerperarum morborum continens*; Leips. disputatio, 20 aprilis). Viennent ensuite les ouvrages d'Hamilton (*de Febre miliare;* Lond., 1710), de Pierre de Gerike (1711), le traité d'Allioni (1758), le travail de de Haen (*Ratio medendi*, tomes I et II, 1760), le premier livre de Gastelier (*Essai sur la fièvre miliaire essentielle*, 1773), celui de Ch. White (*Avis aux femmes enceintes et en couches*, traduct. de 1774). On doit citer ensuite les productions remarquables issues du fameux concours proposé par la Faculté de Paris sur la fièvre miliaire (1778). Nous voulons parler des mémoires publiés par Goubelli, Brieude, Dupré de l'Isle, Planchon, Anfauvre. Un peu plus tard, Gastelier écrit de nouveau sur la fièvre miliaire épidémique (1784), et Borsieri sur la miliaire et la fièvre pétéchiale. En 1785, Vogel (*de Cognosc. et curand. morb.*), et Cullen, en 1789, abordent le même sujet. Stoll, P. Frank,

Lepecq de la Clôture, parlent également de cette éruption, qui n'est pas la miliaire et qui l'accompagne; mais, au milieu des discussions violentes et passionnées de l'époque, elle passe presque inaperçue. Quelques années auparavant, Frédéric Hoffmann (*Opera*, t. II, 1740, article *Roséole*) et Sydenham (*Opera omnia*, 1685) s'en occupent également.

En 1785, Orlovius (*Programma de rubeolarum et morbillorum discrimine regiom.*) et, trois ans plus tard, G.-F.-A. Ziegler (*Beobachtungen aus der Arznei-Wissenschaft und Chirurgie*, p. 81 ; Leips., 1788) y consacrent des pages instructives.

A son tour, Sellius, dans sa *Medicina clinica*, p. 115, et dans ses *Rudimenta pyretologiæ methodicæ*, édit. Ticinensis, p. 165, fait l'histoire d'une maladie complexe qui se rattache par quelques points à notre sujet, mais sa description confuse n'apprend ni n'élucide rien.

Quelques passages de l'ouvrage de Desbois, de Rochefort (*Traité de matière médicale*, t. II, p. 27 et 152, édit. de 1817), à propos de l'influence de l'opium sur la transpiration cutanée et les congestions qui résultent de son administration, touchent par quelque point au sujet dont nous traitons. Mais il faut arriver aux inoculateurs pour rencontrer une description plus nette, mieux accentuée, de l'exanthème scarlatiniforme.

C'est dans les écrits d'Hosti (1755), de Gandoger (*Traité de l'inoculation*, 1768), de Dimsdale (*Present method of inoculating for the small pox;* Edinb., t. VIII, ch. 8, 1790), de Valentin et Dezoteux (*Traité de l'inoculation*, 1799), que nous trouvons la relation bien précise d'un exanthème qui accompagne l'inoculation variolique. Cette éruption, un peu tombée dans l'oubli, a donné lieu aux relations de scarlatine et de variole concomitantes dont nous aurons à parler.

Il faut encore citer quelques mémoires anglais et allemands sur la même question. Georges Pearson (*Bibliothèque britannique*, an VIII, série *Sciences et arts*, t. XIV), Wendt (dans *Annal. des*

Klinischen instituts; Erlangen, heft I, p. 10, 1808); Phil. de Hagen (*Dissertatio de rubeolis;* Gœtting., 1812); J.-P. Frank (au dire de son fils, dans son discours académique sur le purpura, *Epitome curandis hominum morbis supplementum,* 1812); Maton (in *Medic, transaction,* vol. V, p. 149, 1re série); *some account of a rash liable to be mistaken for scarlatina.*

C'est ensuite dans les journaux et les mémoires des académies qu'il faut aller glaner ses matériaux.

En 1827, paraît une observation d'érythème scarlatiniforme, suite d'empoisonnement par le datura stramonium (Meigs, *North american medical and surgical journal,* janvier, cité dans les *Archives générales de médecine,* 1re série, t. XIV). En 1828, autre observation d'éruption semblable, produite par l'ingestion de la belladone (Dr Jolly, *Nouvelle bibliothèque médicale,* juillet).

Le mémoire de Bally sur les effets thérapeutiques de la morphine *Mémoires de l'Académie,* 1828) contient également des faits qu'il faut consulter.

En 1832, M. Duplay publie un mémoire fort remarquable sur la roséole cholérique; il cite plusieurs exemples de roséole scarlatiniforme (*Gazette médicale*). Un an plus tard, Autenrieth met au jour son excellent travail; il y est parlé des accidents toxiques produits par certains genres de poissons et des éruptions scarlatineuses qui s'y rencontrent (*Ueber das Gift der fische;* Tubingen, 1833).

Le journal de Bordeaux de 1842 renferme une observation dans laquelle on voit l'administration de la belladone, prescrite contre la coqueluche, donner lieu à une éruption scarlatineuse bien caractérisée.

M. Duclos, dans son mémoire sur les exanthèmes sudoraux, traite des mêmes éruptions provoquées par la sueur et l'ingestion des oléo-résines et des solanées vireuses; des idées analogues à celles des anciens, sur le rôle que joue la sueur dans la genèse des éruptions, y sont émises avec talent et originalité (*Journal de médecine,* 1846).

Dans *la Lancette* de 1847 on lit une observation un peu trop abrégée pour être bien concluante. Il s'agit d'une éruption simultanée de variole, de rougeole, de scarlatine et de purpura, venant en même temps chez le même sujet. Malgré le nom de l'observateur, qui n'est autre que M. le professeur Rostan, nous avons de la peine à admettre la concomitance de tant d'éruptions diverses, et nous croyons voir dans ce cas un érythème scarlatiniforme et morbilliforme accompagnant une variole hémorrhagique. On peut lire également la description d'un érythème semblable dans le mémoire de Baron sur l'hydrargyrie (*Gazette médicale,* 1850).

Les travaux antérieurs d'Alley, en Angleterre, de MM. Nonat et Briquet, en France, en contiennent des exemples.

Les thèses de la Faculté fournissent aussi leur petit contingent à la bibliographie : celles de M. le Dr Faivre, 1849, de M. Armand Moreau, 1854, signalent une éruption scarlatineuse rencontrée dans la variole.

Le premier de ces auteurs rapporte le fait un peu incidemment, il est vrai, et croit à une scarlatine, quoique cela lui paraisse insolite. M. Moreau au contraire rapproche les observations qu'il cite des faits relatés dans l'ouvrage de Dezoteux et Valentin.

L'année 1858 est riche en faits de toute nature : M. Charcot lit à la Société de biologie l'observation d'un érythème électrique simulant une scarlatine locale (*Mémoires de la Société biologique,* 1858); M. Sée appelle l'attention de la Société médicale des hôpitaux sur une éruption scarlatiniforme observée dans le croup.

Son travail provoque une discussion assez vive, et M. Bouchut rejette complétement les éruptions de M. Sée (*Bulletins de la Société médicale des hôpitaux*, 1858).

Quelques mois après, M. Maugin combat l'opinion de M. Sée dans un mémoire fort bien fait. Contrairement à M. Sée, il ne croit pas que ces érythèmes soient propres à la diphthérie, et, quant à la nature de ces éruptions, il opine à croire que ces efflorescences ne sont que des scarlatines anomales dans quelques-uns de leurs symptômes, et partant méconnues (*Sur les éruptions qui compliquent la diphthérie; Moniteur des hôpitaux*, 1858).

Presque au même moment, la *Gazette des hôpitaux* reproduit une remarquable observation de M. Delpech sur l'éruption nommée par les Anglais *variolus rash;* des considérations du plus grand intérêt l'accompagnent.

A son tour, M. Gubler fait paraître un excellent travail sur la roséole miliaire avec exanthème bucco-pharyngien (*Moniteur des hôpitaux*, 1858).

M. Hardy, dans ses leçons, publiées en 1859, fait en quelques pages une histoire claire et succincte de l'érythème scarlatiniforme, qu'il range parmi les fièvres pseudo-éruptives.

Un an après, Fischer, de Vienne, faisant l'histoire des éruptions iodiques et parlant de la forme primitive, rare, il est vrai, dit qu'elle affecte l'aspect scarlatineux.

Dans ses leçons sur les arthritides et les éruptions artificielles (1860 et 1862), M. Bazin décrit la roséole estivale scarlatiniforme de Willan et l'érythème solaire scarlatiniforme. M. le professeur Trousseau, dans sa Clinique de l'Hôtel-Dieu, 1861, traite également de l'érythème scarlatiniforme avec le talent et la lucidité qu'on lui connaît. En 1862, paraît la thèse de M. Guéniot, qui nous donne une histoire complète de l'érythème scarlatiniforme des femmes en couches; son travail, remarquable par le talent d'exposition et le groupement ingénieux des faits, est la seule monographie qui existe sur la matière.

Nous avons consulté avec fruit les ouvrages divers qui ont paru sur les affections cutanées; ceux de MM. Cazenave, Schedel, Rayer, Devergie et Gibert, le *Compendium de médecine*, ainsi que les auteurs allemands. Nous ne pouvons tous les citer. Signalons cependant encore les traités sur la balnéation et les eaux minérales. La monographie de Petit sur les eaux minérales de Vichy, l'ouvrage de Helft sur les eaux minérales de l'Europe, les travaux d'Ozan, de Segen, ceux de Payen sur les eaux de Louesche, le dictionnaire de MM. Durand-Fardel et Lebret, nous ont fourni des matériaux utiles à consulter.

EXISTENCE D'UN EXANTHÈME SCARLATINIFORME DANS LES FIÈVRES MILIAIRES ET PÉTÉCHIALES.

Considérations générales et documents à l'appui.

En lisant les écrits des auteurs qui, depuis le commencement du XVIIIe siècle, se sont occupés des fièvres miliaires, l'attention du lecteur se concentre tout d'abord sur l'éruption des vésicules cristallines. Il semble qu'elles constituent toute la maladie, et c'est sur elles que les écrivains du temps ont principalement insisté. Mais, à côté de cette éruption vésiculeuse, les observateurs parlent aussi, sans paraître y attacher toutefois beaucoup d'importance, d'une éruption de taches rouges ou roses, plus ou moins diffuses, disparaissant sous la pression du doigt, se réunissant parfois en plaques larges, sans saillie notable, *à teinte framboisée*, offrant quelque ressemblance avec l'exanthème observé dans la scarlatine, sans en présenter cependant les symptômes généraux. Si des fièvres miliaires on passe aux fièvres pétéchiales, on retrouve encore une éruption identique, accompagnée ou non de miliaire, et analogue à la scarlatine, moins encore les symptômes généraux.

Ces exanthèmes, tantôt pyrétiques, tantôt apyrétiques, ou constituent toute la maladie, ou bien surviennent à titre de complication dans une autre affection.

Négligés jadis ou à peu près, ils méritent cependant, par leur importance, une place particulière dans la nosologie.

Les anciens, du reste, ne les avaient pas méconnus, comme il ressortira des citations qui suivent; mais, au milieu des discussions du temps, alors que les théories les plus contradictoires et les plus diverses étaient aux prises, on n'y avait pas attaché toute l'attention nécessaire pour tirer un utile parti des faits cliniques relatés par les observateurs.

C'est en reproduisant des passages choisis, tirés des auteurs qui ont fait mention de ces exanthèmes, que nous allons les faire connaître et les voir, peu à peu, prendre corps et figure pour arriver à se constituer en individualité morbide vraiment nette et distincte.

Si on compare ensuite cette éruption avec celles qui ont été décrites dans des maladies bien diverses, la variole, le choléra, le croup, etc., on peut voir que la même efflorescence se reproduit au milieu des affections les plus disparates, dans les circonstances les plus variées.

De nos jours, cet exanthème est décrit par les auteurs sous le nom d'*éruption scarlatiniforme* ou de *miliaire*, suivant que l'on donne à la vésicule ou à la rougeur granitée une importance primordiale.

Hoffmann, en parlant des fièvres exanthématiques, s'exprime ainsi : « Prodeunt in nonnullis quarto vel circa septimam diem, in « dorso potissimum, pectore et brachiis cum vel sine levamine ma- « culæ, in aliis copiosiores, in aliis pauciores, coloris varii vel ut in « plerisque purpurei vel lividi fusci, vel pallidioris rosei, modo la- « tiores, modo minores, in plurimis instar morsus pulicum a quibus « tamen dignoscuntur dum compressu non relinquunt vestigium in « medio rubicundum. »

Van Swieten, dans ses commentaires sur Boerhaave, dit avoir souvent observé des taches rouges à la peau qui lui paraissent être des inflammations très-superficielles des vaisseaux cutanés: « Adeoque « quasi levissimæ inflammatiunculæ in vasis cutaneis sunt. » Plus loin il ajoute : « Plerumque satis faciles sunt solisque diluentibus et « refrigerantibus remediis facile curantur. » Il appuie ses observations en citant Hippocrate, qui lui aussi a observé dans les fièvres estivales des taches rouges apparaissant vers le sixième ou le septième jour de la maladie, sans que mort s'en fût suivie dans aucun cas.

Stoll est un peu plus précis; il signale également des taches rouges simulant celles de la *rougeole* ou de la *scarlatine* pendant le cours des fièvres estivales de 1776.

Dans sa description de la nouvelle fièvre de 1685, regardée comme la première apparition de la miliaire en Angleterre, Sydenham s'exprime en ces termes : « L'usage imprudent des cordiaux et un régime un peu trop échauffant causent souvent des *taches de pourpre,* surtout chez les jeunes gens d'un tempérament chaud. Quelquefois il paraît sur la superficie du corps des éruptions miliaires qui ne sont pas fort diférentes de la rougeole, si ce n'est qu'elles sont plus rouges, et que, lorsqu'elles s'en vont, elles ne laissent pas des écailles farineuses, comme le fait la rougeole. Elles viennent quelquefois d'elles-mêmes. » (Traduct. de Jault, t. I, p. 355.) Borsieri, dans ses *Institutions de médecine pratique,* décrit ainsi les pétéchies : « Elles se montrent tantôt seules et pures, tantôt mêlées et unies à d'autres maladies, et principalement avec les intercurrentes; parfois elles se compliquent avec les autres maladies, et marchent concurremment avec elles dès le début, tellement qu'on peut les regarder comme un symptôme de ces affections. Cela est souvent manifeste dans les varioles, les rougeoles, les exanthèmes miliaires, pour ne rien dire de la peste elle-même. Ce qui est plus étonnant encore, ces trois choses, pétéchies, varioles, miliaires, se trouvent associées sur un même corps et chacune gardant ses symptômes propres, en sorte qu'on ne pourrait dire que ces trois maladies marchent concurremment. » Et plus loin : « Nous voilà progressivement parvenus à la maladie miliaire, tellement voisine et rapprochée de la maladie pétéchiale que plusieurs auteurs ne faisaient autrefois presque aucune différence entre l'un et l'autre exanthème. » Puis, quelques lignes plus bas : « J'ai observé sur un malade de mes amis une éruption miliaire dont les caractères n'étaient pas très-manifestes. Après quatre ou cinq jours passés au lit, des taches nombreuses, rouges, aplaties, discrètes, petites, entièrement semblables aux pétéchies, apparurent sur la poitrine et les bras ; cependant, vers le septième jour, ces taches commencèrent à s'élever, proéminer, comme de vraies pustules miliaires, et se maintinrent telles pendant tout le cours de la maladie. De nouvelles et nombreuses pustules succédèrent aux premières et se répandirent sur tout le corps. Parfois l'un et l'autre exanthème s'associent sur le même individu, ou l'un succède à l'autre, ce qui a surtout été signalé par les écrivains des constitutions épidémiques. Aussi Pierre de Castro, quoiqu'il ait bien distingué les taches pétéchiales, ou en *piqûres de puce*, des papules miliaires, ou en *piqûres de moucheron*, ne pense pas que l'un et l'autre exanthème diffèrent beaucoup de nature ni que chacun réclame une méthode différente de traitement. » (Traduct. de Chauffard, t. II, p. 327 et 328.) La même opinion est également émise par J.-P. Frank.

« On observe fréquemment, dit cet auteur, des pétéchies artificielles, dues à l'abus des échauffants et à la négligence des évacuants.

« Les pétéchies ne constituent jamais une affection essentielle, primitive; si on voulait en trouver une histoire complète, il faudrait donc réunir dans le même tableau des maladies extrêmement opposées, et confondre leurs symptômes avec ceux de l'éruption pétéchiale. Elles peuvent s'associer avec les autres exanthèmes ; souvent on les observe entremêlées avec les boutons de la variole et de la miliaire. » (Traduct. de Goudareau, t. Ier, p. 269 et 270 *passim.*)

Les anciens accoucheurs en parlent également d'une façon claire et précise.

Levret, dans sa troisième espèce d'éruption miliaire, signale l'existence « de vésicules cristallines sans taches et de taches par plaques irrégulières, qui sont plutôt purpurines que de toute autre couleur et sans boutons » (*Essai sur l'abus des règles générales*, p. 212).

Lemoine (dans une note du *Traité des accouchements* de Burton, p. 510) dit à son tour : « Les femmes se plaignent de chaleur à la peau, de démangeaison ; la peau est rouge par placards et couverte de boutons, ou l'on ne voit point de ces placards, et la peau est *rouge uniformément.* »

A une époque moins éloignée de nous, Alibert fait mention d'une fièvre muqueuse éruptive qui se manifesta à l'hôpital Saint-Antoine. Vers le sixième ou septième jour, il survenait le plus ordinairement une éruption de boutons rouges étendus ou circonscrits, à peine saillants au-dessus de la peau, assez analogues à ceux de la rougeole ou de la *scarlatine*. Cet érythème occupait ordinairement les membres supérieurs et la poitrine. Quoiqu'il fût général dans beaucoup de cas, il s'éteignait souvent lorsque le paroxysme était terminé pour se montrer le lendemain, et persistait pendant trois ou quatre jours de suite.

Jusqu'à présent, des faits que nous avons cités, il nous semble résulter que dans les cas observés, les anciens auteurs avaient reconnu l'existence d'une éruption particulière et toujours identique à elle-même. Une observation plus récente, empruntée à l'excellente thèse de M. Guéniot, va montrer qu'on la retrouve aujourd'hui avec les caractères autrefois signalés. On verra bien, après l'avoir lue, que cette efflorescence dont nous parlent les auteurs s'observe encore chez les femmes en couches, qu'elle est analogue à la scarlatine par ses caractères objectifs, mais s'en sépare par des différences majeures dans les symptômes généraux. Il s'agit de l'observation 4 que nous citons, en l'abrégeant un peu.

OBSERVATION Ire.

Érythème scarlatiniforme accompagné de miliaire chez une femme en couches.

«Une femme de 21 ans, primipare, entre, le 3 décembre 1860, à la Maternité, étant sur la fin de sa grossesse, qui ne fut accompagnée d'aucun accident, et se termina le 3 décembre, après trente et une heures de travail.

Jusqu'au 3 janvier, rien de particulier. Le 4, on remarque sur le tronc, et particulièrement sur la poitrine, une éruption légère constituée par une rougeur faible, diffuse, mêlée de quelques marbrures violacées. La pression du doigt efface momentanément cette rougeur, qui reparaît aussitôt après.

Plus marquée le matin et le soir, cette éruption est à peine constatable dans la journée. La face et les extrémités sont le siége d'un léger sentiment de froid, et présentent à un haut degré les sugillations et la teinte bleuâtre dont ces parties sont habituellement affectées (la malade avait une affection du cœur probable).

Le pouls n'est pas accéléré et nulle fonction d'ailleurs n'est troublée d'une manière notable.

Remarquons qu'en ce moment il existe à l'infirmerie des femmes en couches plusieurs cas de scarlatine bien caractérisée.

Le 5, mêmes symptômes.

Le 6. Il existe de la diarrhée; l'éruption, qui jusqu'ici semblait comme indécise, est maintenant très-accusée; elle existe sur la poitrine et le haut des cuisses, sous la forme d'un piqueté fin et rouge d'un aspect scarlatineux.

Sur le ventre, elle se présente au contraire sous l'aspect d'une rougeur diffuse, uniforme et assez intense, également comme on l'observe dans la scarlatine.

Absence complète de fièvre et d'angine.

La malade est transportée à l'infirmerie.

Le 7. Quelques douleurs abdominales ayant probablement l'intestin pour siége; dix garde-robes pendant la nuit précédente; la langue est un peu sèche, rouge et collante; la chaleur de la peau légèrement augmentée; l'abdomen couvert d'une rougeur uniforme, la poitrine et les cuisses, d'une éruption pointillée.

Lochies fétides, pas d'eschare vulvaire; le pouls reste à 72.

Le soir, 84 pulsations, douleur à la pression au niveau de l'utérus; mêmes caractères de l'éruption, qui reste très-accentuée et ne s'étend plus.

Le 8. 60 pulsations; l'éruption a beaucoup pâli, la rougeur étant moins vive et le pointillé plus rare; quelques pustules d'une petitesse extrême, comme des grains de sable très-fin, existent sur le haut des jambes, aux limites de l'éruption.

Le 9. 72 pulsations ; la rougeur éruptive est de moins en moins prononcée, elle a repris sur la poitrine le caractère du réticulé; quelques très-petites pustules semblables à celles déjà existantes se sont montrées au-dessus des genoux ; diarrhée, six garde-robes pendant la nuit.

Le soir, la malade ayant reçu une visite désagréable est agitée et éprouve un malaise général ; 92 pulsations; diarrhée augmentée.

Le 10, 72 pulsations, langue nette et d'une couleur rouge normale, éruption cutanée complétement éteinte.

Le 11, 64 pulsations, diarrhée moindre.

Les jours suivants jusqu'au 14, la diarrhée persiste à un degré modéré et constitue le seul phénomène morbide. Il est bon de noter que beaucoup de malades en sont actuellement atteints. Les pustules des membres inférieurs disparaissent, et progressivement le pouls s'abaisse jusqu'à 48 pulsations par minute.

Dès le 12, une portion est accordée à la malade.

L'urine, expérimentée pendant le cours de la maladie, n'a pas offert de l'albumine.

Le 16, la femme G..... sort de l'hôpital en très-bon état.

Voici donc une personne qui, sans phénomènes généraux appréciables, est prise, le cinquième jour après l'accouchement, d'une éruption semblable à la scarlatine ; puis, le neuvième jour des couches, au quatrième jour de l'éruption, apparaissent autour des genoux quelques pustules miliaires. La face interne des membres n'a pas été seule le siége de l'exanthème : le ventre, le tronc, y ont participé. Le visage et les extrémités ont été épargnés par l'éruption. La tuméfaction des tissus sous-cutanés a fait défaut; la chaleur de la peau a été des plus modérées, le pouls très-peu élevé. Il n'y a eu ni angine, ni douleur, ni tuméfaction ganglionnaire. La langue a toujours été parfaitement normale; la desquamation de l'épiderme n'a pas eu lieu, les urines n'ont pas décelé la présence de l'albumine.

C'est là, selon nous, un type d'éruption scarlatiniforme dans une miliaire puerpérale.

Nombre de médecins n'y verraient qu'une scarlatine, mais à tort.

En poursuivant notre étude, nous allons voir la même éruption dégagée tout à fait de l'éruption miliaire, qui semble jeter sur elle un jour douteux.

Après l'avoir étudiée dans les modes divers de son apparition, il nous sera plus facile d'en faire une histoire générale, en même temps qu'une description succcincte.

Il importait de montrer que cet exanthème n'était point une nouveauté ; nous espérons y être parvenu. Après l'avoir suivi pas à pas, nous insisterons sur son diagnostic, et nous espérons qu'on trouvera qu'il existe entre lui et la scarlatine des caractères assez tranchés pour reconnaître avec nous qu'il faut l'en séparer.

Érythème scarlatiniforme variolique, éruption rosacée des inoculateurs, roséole vaccinale

(*variolus rash* des Anglais).

On voit apparaître, lors des éruptions de variole, de varioloïde, de varicelle et de vaccine, une efflorescence rosacée simulant tantôt la scarlatine, tantôt la rougeole. Cette éruption, bien connue des Anglais, a été décrite également en France, mais d'une manière moins complète : peut-être y est-elle moins fréquente.

C'est aux inoculateurs que l'on doit sa connaissance précise, car si on l'avait vue avant eux, on s'était mépris sur sa véritable nature; tantôt on la signalait comme appartenant à la miliaire ou on la confondait avec la variole elle-même, tantôt aussi on l'attribuait à une complication de la variole par la scarlatine.

Même de nos jours, bon nombre de médecins la méconnaissent,

et on a vu des concurrents sérieux, au Bureau central, errer dans leur diagnostic en présence de cet exanthème qui leur était inconnu.

C'est en 1772 que Thomas Dimsdale appelle un des premiers l'attention sur ce qu'il nomme le *rash*. Il cite des exemples de petites véroles inoculées, accompagnées d'une éruption érysipélateuse, qui parfois est suivie de desquamation, comme dans l'observation 14 de son livre, mais qui se passe le plus souvent sans desquamation aucune (*Present method of inoculating for the small pox*, traduct. française par Fouquet).

Plus tard, Dezoteux et Valentin, dans leur traité historique et pratique de l'inoculation, publié en 1799 (au chapitre 3, intitulé *des Variétés ou irrégularités qui se rencontrent dans le cours de la petite vérole inoculée*, § 4, p. 238), décrivent sous le nom d'*éruption anormale rosacée* l'érythème scarlatiniforme, en ces termes :

« Il survient quelquefois dans la petite vérole inoculée une éruption rougeâtre ou couleur de rose qui a souvent donné de l'inquiétude aux personnes qui n'en étaient pas prévenues et qui l'ont prise, les uns pour la *rougeole*, d'autres pour la *scarlatine*, quelques-uns pour l'efflorescence cramoisie dont parle Huxam, la plupart pour la petite vérole confluente.

C'est une véritable efflorescence purpurine, comme érysipélateuse, qui se manifeste vers la fin de la fièvre d'invasion, ou dans les premiers moments de l'éruption générale, sur toute la surface du corps, mais le plus souvent il n'y a que quelques parties qui en sont couvertes.

Tantôt elle se répand partiellement et inégalement par placards, couleur de rose, autour du tronc, aux fesses, aux bras et aux cuisses ; tantôt toute l'habitude du corps est parsemée de petites taches semblables à des morsures de puces qui s'élèvent au-dessus du niveau de la peau et que l'on sent plus ou moins au toucher, parmi lesquelles on distingue à l'œil, çà et là, d'autres petites élévations pustuleuses qui sont de véritables boutons de petite vérole.

Les Anglais nomment cette éruption *rash*. On pourrait l'appeler *éruption rosacée varioleuse, pour la distinguer d'un autre rash qui arrive particulièrement aux enfants hors le temps de la petite vérole, ou qui précède quelquefois l'épidémie*. On l'appelle vulgairement *fièvre rouge;* ce qui l'a fait confondre aussi avec la scarlatine simple, à laquelle on donne le même nom. L'épiderme se dessèche, et tombe dans l'une et dans l'autre maladie. »

Une année après, dans un mémoire intitulé *Observations sur les éruptions semblables à celles de la petite vérole qui surviennent quelquefois dans la vaccine inoculée*, George Pearson, médecin de l'hôpital Saint-Georges, de Londres, écrit les lignes suivantes : « J'ai vu assez souvent, peut-être une fois sur 20 ou 30, une éruption de gros boutons rouges et durs, mais peu élevés, et qui ne contenaient ni pus ni sérosité : ces boutons, ou pour mieux dire ces taches, n'étaient accompagnés d'aucune incommodité et ne duraient que fort peu de temps. *J'ai vu encore une rougeur générale, et semblable à celle de la scarlatine,* survenir quelquefois au quatorzième jour de l'inoculation, mais tout aussi fugitive et sans conséquence » (*Magasin philosophique de Londres,* janvier 1800, et *Bibliothèque britannique*, série *Sciences et arts,* t. XIV, 5e année).

En 1847, paraît dans la *Gazette des hôpitaux* une observation portant ce titre :

OBSERVATION II.

Éruption simultanée de rougeole, de variole, de scarlatine, et de purpura.

« Un homme de 33 ans, marchand de vins, entre à la clinique de l'Hôtel-Dieu en août 1847. Quelques semaines avant son admission, il avait contracté une blennorrhagie pour laquelle le médecin qui le soignait en ville lui fit suivre un traitement mercuriel. Pendant le cours de son traitement, il fut pris d'une éruption de taches rouges sur la peau, éruption qui fit de rapides et notables progrès, et pour laquelle il est venu à l'hôpital. Au moment où M. Rostan le vit pour la première fois, ces taches étaient très-évidentes et manifestement de nature diverse : les unes, sans saillie au-dessus de la peau, s'effaçaient sous la pression du doigt, pour reparaître aussitôt que cette pression cessait; parmi ces taches, les unes étaient déchiquetées, laissant entre elles des espaces où la peau apparaissait avec sa couleur naturelle; les autres, plus larges, plus foncées, *étaient scarlatineuses*. Une seconde espèce de taches faisait légèrement saillie au-dessus du niveau de la peau, acuminées, donnant au tégument externe un aspect rugueux, chagriné, confluentes dans certains points. L'épiderme était soulevé par une matière liquide et transparente. Enfin une troisième espèce comprenait des taches rouges, violacées, sans saillie, mais ne disparaissant pas sous la pression du doigt, et d'apparence ecchymotique. Il y eut éruption d'*une variole*.

M. Rostan conclut à une éruption simultanée de rougeole, de variole, de scarlatine et de purpura.

Pour nous, il y avait là une éruption scarlatiniforme et morbilliforme, accompagnant une variole hémorrhagique, et analogue à l'exanthème dont parle Dezoteux. La *Gazette des hôpitaux* de 1838 contient la reproduction d'une leçon clinique de M. Delpech sur une éruption de cette nature.

OBSERVATION III.

Érythème scarlatiniforme dans une varioloïde.

Il s'agit d'un malade âgé de 16 ans, couché dans la salle Sainte-Jeanne, n° 4, à l'Hôtel-Dieu, qui sortait de la Charité, où on l'avait traité pour un ver solitaire. Il était couché dans cet hôpital à côté d'un varioleux. Quelques jours après sa sortie, il fut obligé de s'aliter; il avait la peau brûlante, un grand mal de gorge et des douleurs lombaires très-prononcées.

A son entrée à l'Hôtel-Dieu, le 20 février, le pouls est à 76, la chaleur de la gorge un peu augmentée.

Au visage et sur les bras, on observe quelques pustules disséminées contenant une très-petite quantité de sérosité lactescente. L'apparition de cette varioloïde a eu lieu quarante-huit heures avant l'entrée du malade.

On trouve chez ce jeune homme une éruption particulière à la partie supérieure des cuisses et à la région hypogastrique, au voisinage du pli de l'aine.

Elle est constituée par de petites taches extra-dermiques, sans élevure à la peau, d'une teinte écarlate, formant un pointillé très-fin et très-abondant, ne se réunissant pas en plaques, ne s'effaçant pas sous la pression du doigt.

Ces taches, de si près qu'on les examine, ne présentent à leur surface aucune vésicule. Le malade n'accuse ni chaleur ni démangeaison; il dit que cette éruption lui est survenue dans la nuit qui a précédé son éruption pustuleuse.

La langue offre une teinte écarlate très-pronocée; elle est lisse, comme satinée, sans trace d'enduit.

Le lendemain de l'entrée du malade, elle est encore lisse, mais la teinte écarlate est remplacée par une couleur rouge sombre, comme ardoisée.

La gorge, encore douloureuse, est plus rouge qu'à l'état normal, *la muqueuse est d'ailleurs libre de tout produit.*

M. Delpech s'est demandé si ce sujet a présenté deux exanthèmes simultanés et indépendants.

Il pense qu'on ne peut confondre cette éruption avec une simple efflorescence d'érythème gastrique qu'aurait déterminé le kousso administré à la Charité.

La date éloignée de l'apparition, la couleur écarlate, le pointillé de l'éruption, qui ne disparaît pas sous la pression, lui font écarter l'idée d'un simple érythème; il n'y voit pas non plus les caractères d'une scarlatine ou d'une rougeole, et se décide pour le *variolus rash* des Anglais.

La thèse du Dr Faivre sur la variole et ses complications (Paris,

1849) contient deux observations précieuses. Nous citerons la première, exactement semblable à la seconde.

L'auteur cite le fait comme une complication de la variole par la scarlatine.

OBSERVATION IV.

Érythème scarlatiniforme variolique.

Le 16 avril 1847, est entré à l'hôtel-Dieu de Lyon, salle de la Clinique médicale, le nommé M....., âgé de 19 ans, d'une taille et d'un embonpoint ordinaire, d'un tempérament sanguin, n'ayant pas été vacciné.

La veille, au soir, il avait ressenti un frisson qui l'avait surpris au milieu d'une excellente santé; il avait eu froid, avait vomi un peu de bile et s'était mis au lit. Le lendemain de ce frisson, il était entré à l'hôpital, et le 17, au matin, il se présentait à nous dans l'état suivant :

Le 17. Céphalalgie extrême, avec larmoiement, tête chaude et pesante; douleur sourde dans la région parotidienne, le gênant quand il veut ouvrir la bouche; les parotides, palpées avec soin, ne présentent rien de pathologique.

La gorge offre une rougeur peu intense occupant la paroi postérieure du pharynx, les amygdales, le voile du palais et la base de la langue: celle-ci est rouge fraisé à son extrémité; il n'y a pas de toux; la poitrine, examinée avec soin, est saine, l'abdomen ne présente rien d'extraordinaire, sauf quelques vomissements bilieux, rares et peu abondants, et un peu de constipation; sentiment général de lassitude et de courbature; douleurs dans les reins et les genoux; pouls *bref, assez fort, donnant* 120 *pulsations.*

Le malade se remue dans son lit; il a un peu d'anxiété, de subdelirium; néanmoins il répond très-bien à toutes les interrogations. *On s'attend à une fièvre éruptive, probablement à une scarlatine, quoiqu'il n'y ait pas en ce moment d'épidémie scarlatineuse.*

Le 18, au matin, le malade présente un amendement léger dans les symptômes généraux; *le pouls n'est plus qu'à* 105, avec le même caractère que la veille. Le malade a déliré, mais paisiblement, au commencement de la nuit.

Le matin, calme plus grand; la rougeur est intense dans ce moment et présente la couleur veineuse de la scarlatine; le malade a la face un peu congestionnée; la figure, le cou et les bras, ne portent pas la plus petite trace d'une éruption quelconque. Ayant alors relevé la chemise pour lui examiner l'abdomen, *on est très-surpris de trouver la région hypogastrique, le pli de l'aine et la partie interne des cuisses de chaque côté, couverts d'une éruption très-bien caractérisée, et qui est jugée, au premier coup d'œil, pour appartenir à la scarlatine, et particulièrement à cette forme de l'éruption que quelques auteurs ont nommée* granitée.

Il y a autour du malade un assez grand nombre de personnes familières avec les faits médicaux; *pour aucune, le diagnostic ne paraît douteux un seul instant.* Les taches sont généralement de la grosseur d'une tête d'épingle, beaucoup cependant sont plus petites, mais il n'y en a pas de plus grosses; leur forme n'est pas régulière, la plupart présentent des angles plus ou moins sensibles, toutes sont d'un rouge vineux, bien différent de celui de la rougeôle ou de la variole.

A mesure qu'on s'approche de la circonférence au centre, les taches se serrent tellement qu'elles ne constituent plus qu'une large plaque rouge faite avec du jus de framboise; à mesure qu'on s'approche au contraire du centre à la circonférence des lieux envahis, les taches sont de plus en plus petites, discrètes et pâles; pas une de ces tâches ne présente, au moment où nous écrivons ceci, la papule caractéristique qui annonce le commencement de l'éruption variolique, et que le bout de l'index découvre avec tant de certitude, *comme le diagnostic ne présente aucun doute,* et que les phénomènes généraux, malgré l'anomalie du siége de l'éruption, ne présentent en définitive rien d'alarmant, comme du reste on attend de la terminaison de l'éruption une sédation complète, on s'en tient à l'expectation.

Le 18, au soir, n'étant pas interne de la salle, je ne vois pas le malade, mais je me trouve à la visite du matin, le lendemain 19 avril. Le malade a déliré pendant toute la nuit, comme la précédente, mais le délire a été plus violent; sa respiration a été plus haute, plus irrégulière. L'interne de garde appelé, trouvant le pouls très-élevé, très-précipité, a fait une saignée de 300 grammes qui a été suivie de calme.

A la visite du 19, le malade est couché à la renverse, dans la prostration des individus sanguins et pléthoriques atteints de fièvres graves; le pouls à 130 environ, *l'angine a disparu*.

Le ventre examiné avec soin, est couvert, dans les points où nous avons vu hier l'éruption scarlatineuse, de *petites élevures rosées*, que le doigt découvre facilement, mais que l'œil ne voit qu'avec peine. Parmi ces élevures, les unes sont rosées, pour ainsi dire, au milieu des taches de la veille, les autres se trouvent entre deux et en diffèrent par leur aspect rosé. Le plus grand nombre des taches scarlatineuses n'est pas encore occupé par les élevures, mais elles ont pâli légèrement.

On parle d'une variole, mais le fait paraît si extraordinaire qu'on attend au lendemain pour voir se confirmer le diagnostic.

Le soir du 19, les taches de la scarlatine disparaissent évidemment, les papules deviennent de plus en plus caractéristiques et prennent l'aspect varioleux.

L'état général est celui qui se rencontre dans la période d'éruption des varioles graves.

Le 20 avril, au matin, l'éruption variolique, déjà vésiculeuse sur le ventre, envahit le tronc et les membres, en se propageant par les petites papules roses, sensibles au doigt, que j'ai dit être caractéristiques de la variole, et qui ne ressemblent point aux taches scarlatineuses dont nous avons parlé plus haut. Celles-ci du reste ont déjà tellement pâli qu'on les aperçoit moins facilement que les boutons varioleux, tandis que la veille c'était le contraire ; elles ne sont pas du tout couvertes par ceux-ci ; nous avons dit qu'on les voit les uns à côté des autres.

Le 21, la variole est complète, il n'y a plus de trace de scarlatine.

Le 22, la maladie suit sa marche habituelle ; sept jours après l'éruption, se manifeste la fièvre de suppuration.

Le reste de l'observation peut se résumer en ces quelques mots : La variole de cet individu fut confluente, la guérison lente ; toutefois elle fut complète et sans accident remarquable ; la scarlatine ne reparut en aucune façon ; *il n'y eut aucune espèce de desquamation.*

Le malade sortit de l'hôpital un mois après y être entré ; il portait encore des croûtes sur différents points du corps.

On aura remarqué comme nous les particularités significatives qu'a présentées ce malade. Le pouls a été élevé, la peau chaude ; il y eu de l'angine, mais, chose bien digne d'attention, elle n'a duré que très-peu de temps, et la muqueuse pharyngienne n'a présenté ni pseudo-membrane ni concrétion caséiforme. Nous rapportons à la variole la fièvre et les accidents cérébraux, assez fréquents dans cette affection. Rappelons en passant que la douleur du gosier n'y est pas rare, d'autant mieux que les pustules varioliques débutent souvent par le pharynx.

L'absence complète de desquamation, sur laquelle M. Faivre insiste, offre une importance majeure. En rapprochant cette observation des précédentes et de celles qui vont suivre, on y verra, je l'espère, autre chose qu'une scarlatine. Nous reviendrons du reste sur toutes ces particularités dans la description générale de l'érythème scarlatiniforme et lorsque nous traiterons du diagnostic.

Cette observation intéressante, que nous considérons comme un exemple d'érythème scarlatiniforme précédant une variole, doit acquérir encore plus de valeur si on la compare aux faits cités par

M. Armand Moreau dans sa thèse intitulée : *Propositions sur quelques formes d'affections puerpérales et sur une éruption particulière de la période d'invasion de la variole* (Paris, 1854). Dans ce travail remarquable, sont relatées quatre observations sur huit cas observés ; nous en consignerons deux ici.

Leur lecture montrera une relation bien évidente entre cet érythème et la variole ; et remontant par la pensée aux faits cités par MM. Faivre, Delpech, Dimsdale et Dezoteux, on verra manifestement ces observations, prises à des époques assez éloignées l'une de l'autre, se donner un mutuel appui et concourir toutes à prouver la même chose, à savoir : qu'il existe une éruption qu'on a confondu avec la scarlatine et qu'il faut en séparer.

OBSERVATION V.

Érythème scarlatiniforme variolique.

Au n° 6, salle Saint-Bernard (Hôtel-Dieu), est couchée une malade âgée de 24 ans, lingère, jouissant ordinairement d'une bonne santé, bien réglée, sujette à des saignements de nez. Dans la dernière quinzaine d'avril 1847, elle a fait visite à une personne atteinte de petit vérole.

Le 4 mai, elle se sent malade, et se met au lit dans la journée.

Elle ne dort point, ne peut se tenir debout, et mouche du sang.

Elle tousse légèrement ; ses yeux sont un peu larmoyants ; la langue est couverte d'un enduit jaunâtre ; elle a des nausées, mais ne vomit pas.

Les reins et les jambes sont, ainsi que la tête, le siége de douleurs. La fièvre se déclare et augmente.

Le 7 mai. Dans l'après-midi, une teinte rouge très-peu prononcée se manifeste à l'abdomen dans toute sa hauteur.

Le tiers inférieur de la région abdominale, ainsi que le haut des cuisses, offre en outre une éruption de boutons petits, rouges, et d'autant plus rapprochés les uns des autres, qu'on les considère plus près de la limite inférieure, c'est-à-dire un peu au-dessous du pli de l'aine.

Cette teinte rouge, qui couvre toute la région abdominale, se retrouve à la face, au cou, au bras et un peu à l'avant-bras, mais moins foncée et avec l'apparence de bandes larges sans détermination franche.

Le lendemain, la langue est blanche et piquetée de rouge. La teinte de l'abdomen est écarlate ; les boutons rouges, petits, que nous avons signalés la veille, paraissent au cou, aux bras, aux genoux, dans le sens de l'extension. Le fonds sur lequel ils se détachent est moins rouge que celui qui l'avoisine. Les petits boutons sont nombreux, aigus, ou, si l'on veut, saillants, avec une base étroite.

La partie moyenne et supérieure de la région abdominale en est exempte, et c'est elle qui offre la teinte écarlate la plus prononcée ; le reste de la peau conserve une couleur normale.

Dans les trois jours qui suivent, on voit *la teinte rouge pâlir et devenir grise ;* les boutons se remplissent d'abord de liquide, puis se sèchent et sont remplacés par d'autres, qui disparaissent aussi rapidement.

En même temps que ces changements se manifestent sur les parties du tégument que nous avons indiquées, d'autres boutons espacés, plus gros, apparaissent sur les autres points du corps ; plus larges par leur base, ils se développent et prennent les caractères des boutons de petite vérole.

La fièvre dimininue le 11. A ce moment, toutes les parties qui ont été le siége d'une rougeur prononcée et d'une éruption de boutons à base étroite ont repris le caractère de la peau à l'état normal, en conservant toutefois une teinte grise.

La limite inférieure, très-bien tranchée et très-nette, surtout en haut des cuisses, est encore visible, et tout ce qui est au delà de cette limite offre une éruption discrète de boutons de petite vérole; aucun bouton de petite vérole ne se voit dans les points où existait l'éruption scarlatiniforme.

Les pustules sont discrètes, pour la plupart ombiliquées, remplies d'un liquide coagulé inégalement, et offrant l'apparence d'un cloisonnement; quelques-unes se sèchent en deux ou trois jours.

L'augmentation de la sécrétion de la salive, la constipation, ont été les symptômes remarqués; une conjonctivite du côté droit est venue compliquer la maladie.

Vingt-cinq jours après le début la malade sort guérie.

Il n'est pas parlé de desquamation.

OBSERVATION VI.

Érythème scarlatiniforme dans la varicelle.

Au n° 19, salle Saint-Bernard, est couchée une malade âgée de 16 ans, non encore réglée, habituellement bien portante, ayant été vaccinée.

Le samedi 5 juin 1847, elle travaillait comme d'habitude; le lendemain, elle éprouve des maux de reins, de gorge, des élancements douloureux dans l'oreille, de la céphalalgie, de la fièvre. Elle dîne légèrement, se couche, et ne peut dormir; elle éprouve des frissons, et par moments une forte chaleur, et voit se former sur ses bras de grosses gouttes de sueur. La nuit suivante, les maux de reins et de gorge diminuent; la langue est blanche au centre, rouge à la circonférence; elle éprouve des vomissements de bile; la fièvre est modérée, le facies normal; la malade parle sans fatigue et montre même de la gaieté.

Le 8, apparaît sur la poitrine, au-dessous des seins, une éruption formée de petits points nombreux, peu élevés, inégaux en grandeur et en rougeur, sans disposition régulière, sans élévation de l'épiderme; ces rougeurs se rapprochent, se confondent, et donnent à tout l'abdomen une teinte uniformément rouge, teinte qui se continue aux cuisses, dans le quart supérieur et interne, où elle se termine brusquement.

On rencontre au bras droit quelques saillies de même apparence, et aux deux coudes une teinte rouge.

La malade ne ressent aucune douleur dans les points qui sont le siége de l'éruption, et *elle ne s'aperçoit même de sa présence que sur mon indication.*

La nuit suivante, la fièvre diminue; la céphalalgie, l'insomnie, se dissipent.

Le 9. La teinte rouge a fait un peu de progrès sur les cuisses. Le bras droit, au lieu de rougeurs disséminées et pâles, offre une rougeur continue dans le tiers supérieur de la face externe, rougeur d'une teinte écarlate, comme celle de la région sous-mammaire; sur l'épaule, on trouve deux points rouges isolés, deux autres à la partie postérieure du cou, et quelques teintes rouges disséminées et peu apparentes sur le dos.

Le 10. L'état général est très-satisfaisant. Toutes les teintes rouges qui ont été signalées hier ont disparu; on trouve seulement une teinte affaiblie au tiers supérieur des cuisses; l'abdomen offre une teinte brune, la région thoracique est presque normale.

Le 11. La malade éprouve un mal de gorge assez vif; la région qui est le siége de la douleur est rouge.

Au-dessus de la mamelle droite est un bouton saillant, au centre un liquide purulent soulève l'épiderme; autour de ce point central une rougeur qui va en diminuant à mesure qu'elle descend, et se termine à une circonférence dentelée dont le diamètre a environ 1 centimètre. D'autres boutons se remarquent sur divers points; un seul offre tous les caractères de la pustule de la petite vérole, les autres sont ceux de la varicelle.

Les pustules des jambes conservent encore, le 14 juin, leur forme et leur couleur; les autres sont sèches, la plupart ont été déchirées; il reste une croûte formée par les débris de l'épiderme et la concrétion de quelques liquides épanchés.

La malade accuse, le 17, quelques démangeaisons aux bras, qui persistent d'une manière continue pendant cinq jours; elle sort en parfaite santé le 25 juin.

Les observations recueillies par M. Moreau sont, on le voit, très-catégoriques et plaident, ce nous semble, fortement en faveur de l'opinion que nous cherchons à faire prévaloir.

L'exanthème dont elles parlent est identique à celui que nous avons étudié dans les auteurs précédemment cités; il s'y ajoute cependant un élément nouveau, nous voulons parler des vésicules à teinte grise dont il est fait mention. Il y avait ici une éruption miliaire comme cela se rencontrait dans les fièvres miliaires et pétéchiales et dans l'observation de M. Guéniot.

Remarquons en passant que les faits de M. Moreau se rapportent tous à des femmes; il semble en effet que le sexe féminin soit une prédisposition à l'éruption miliaire.

Pearson avait signalé une éruption analogue à la scarlatine dans l'inoculation du virus-vaccin, on en retrouve quelques observations dans les auteurs; mais elle y est presque toujours désignée sous le nom de scarlatine.

Le mémoire de notre regrettable maître Legendre, sur le développement simultamé de la variole et de la vaccine, en contient un exemple.

Une observation portant pour titre : *Vaccination quelques heures après l'entrée à l'hôpital, trois jours après le développement simultané de la vaccine, de la scarlatine et de la varicelle*, nous semble se rapporter à un cas d'érythème scarlatiniforme. Cette éruption n'est point accompagnée des phénomènes généraux de la scarlatine, et il n'y est nullement parlé de desquamation.

OBSERVATION VII.

Érythème scarlatiniforme vaccinal.

Au n° 4 de la salle Saint-Thomas, à l'hôpital des Enfants Malades, est couché, le 27 novembre 1841, le nommé D....., âgé de 2 ans et demi, enfant robuste et jouissant d'une bonne santé.

Il est seulement sujet à des attaques d'éclampsie, pour lesquelles ses parents l'amènent à l'hôpital.

Quelques heures après être entré on le vaccine par trois piqûres à chaque bras.

Le 29 et le 30 décembre, on remarque que cet enfant, qui était vif et très-gai, devient grognon, maussade, il continue à manger de bon appétit; il ne tousse ni n'éternue.

Le 1er décembre on constate à chaque bras l'existence de trois boutons de vaccine, déprimés au centre, transparents et faisant relief à la circonférence; offrant, en un mot, les caractères d'une bonne vaccine. En outre, la peau du tronc est le siége d'une rougeur scarlatineuse assez vive, elle est parsemée, ainsi que les cuisses, de soulèvement de globules de l'épiderme, distendus par une sérosité citrine.

Ces vésicules, qui varient pour la grosseur entre le volume d'un grain de millet et celui d'un petit pois, ne présentent ni ombilication centrale, ni aréole rouge à leur circonférence; elles offrent, en un mot, les caractères nettement tranchés de la varicelle.

Malgré le développement simultané de ces trois éruptions, l'enfant a recouvré sa gaieté; la langue est humide, l'appétit conservé; peau sans grande chaleur; pouls à 112, peu développé.

Le 2. Pouls à 120, plus développé que la veille; peau plus chaude, présentant un pointillé rouge presque général, qui donne à la peau une teinte écarlate; l'éruption vaccinale continue à se développer et la varicelle conserve les mêmes caractères.

Le 4. Pouls à 104; peau assez chaude et encore rouge; la vaccine marche bien, l'éruption de varicelle est en partie desséchée; mais, à côté de ces vésicules desséchées, on en voit d'autres qui commencent à se développer; de plus, vers la partie supérieure du dos on remarque quelques vésicules un peu plus larges et ombiliquées, ressemblant beaucoup à des pustules de varioloïde non encore en suppuration.

Le 8. L'enfant va bien, il est sans fièvre; depuis qu'il est à l'hôpital il n'a pas eu la plus légère attaque d'éclampsie; depuis deux jours la rougeur scarlatineuse a complétement disparu, mais la langue est encore lisse et d'un rouge vif.

Les éruptions de vaccine, de varicelle, et les quelques vésicules ombiliquées, ressemblant à des pustules de varioloïde, sont en voie de dessiccation.

A la suite des auteurs que nous venons de citer, nous ajouterons quelques observations personnelles qui paraissent, selon nous, mériter quelque intérêt. On y verra la relation d'une éruption spéciale, accompagnant deux varioloïdes et une varicelle. Cette effervescence n'est plus aussi sombre en couleur, ni aussi limitée que dans les cas cités par MM. Faivre, Delpech et Moreau, elle n'est pas accompagnée de miliaire et se rapproche beaucoup de celle qu'ont signalée les inoculateurs. Nous les donnons *in extenso,* au risque de paraître prolixe.

C'est par des faits seulement que l'on peut établir l'existence réelle, indépendante, des maladies, et la vieille devise est toujours vraie : *Ars tota medica in observationibus.*

OBSERVATION VIII.

Varioloïde précédée et accompagnée d'un érythème scarlatiniforme à la face antérieure du thorax et aux faces internes et externes des avant-bras; absence de mal de gorge, de toux, de catarrhe pulmonaire, et de larmoiement; les sudaminas, la miliaire, la desquamation, font complétement défaut; érysipèle du cuir chevelu et de la face; phlegmatia alba dolens. Guérison.

Le 13 mai 1857, est entré à l'hôpital Cochin, salle Saint-Philippe, n° 16, service de M. Beau, la nommée L....., âgée de 22 ans. Cette femme à cheveux noirs, constitution vigoureuse et tempérament nervoso-sanguin, nous dit se bien porter habituellement et n'avoir jamais fait de maladie grave. Réglée à 17 ans, elle a toujours vu le flux cataménial apparaître avec abondance et régularité. Elle a été vaccinée et en porte des marques sur les deux bras.

Le 9 mai dernier elle a été prise d'un léger mouvement fébrile avec malaise et courbature modérée. Ces symptômes ont persisté jusqu'au 13, époque à laquelle nous constatons l'état suivant.

13 mai. Pouls à 112, peau chaude, face rouge, langue saburrale.

Certains points de la surface cutanée présentent une coloration rouge foncé, sans piqueté. Cette rougeur est diffuse sur la partie antérieure du thorax, rassemblée en plaques *sur la face interne et externe des avant-bras*. Le reste du corps n'en présente pas de traces. Il n'y a ni sudaminas ni miliaire. Faibles démangeaisons aux points occupés par l'éruption.

Rougeur légère du pharynx, sans pseudo-membrane, sans concrétion caséiforme, sans douleur.

Respiration normale sans bruit ni râles à l'auscultation ; rien à la percussion ; absence de toux et d'expectoration, pas de larmoiement; battements et bruits du cœur physiologiques ; fonctions intellectuelles normales. M. Beau prescrit une potion vomitive.

Soir. Vomissements abondants dans la journée, douleurs de reins très-vives.

Pouls à 100. Même état général; rien de changé dans l'éruption.

Le 14. Pouls à 92, facies moins coloré, peau moins chaude; langue un peu moins chargée.

Même rougeur disséminée sur la face antérieure du thorax; rougeur vive par plaques sur la face interne et externe des avant-bras, ressemblant à celle de la scarlatine, moins le piqueté; sensation de démangeaison intense aux points occupés par la rougeur; la malade se gratte jusqu'au sang.

La face interne des bras présente de petits points noirs formés par du sang concrété et parfaitement identique aux papules du prurigo. L'examen attentif ne fait découvrir de prurigo en aucun autre point du corps; on ne trouve pas non plus les sillons et les vésicules annonçant la présence de l'acarus. Urines fébriles, sans albumine. M. Beau se demande s'il n'y aurait pas chez notre malade un cas d'érythème précédant la variole.

Le 15. Pouls à 76, coloration normale de la face, peau à chaleur modérée. *On aperçoit quelques petits boutons ombiliqués avec auréole rouge péripustuleuse, sur la face antérieure du thorax et sur les jambes.* Les mêmes points sont le siége de petites élevures papuleuses sans vésicule. La rougeur des avant-bras persiste avec la même intensité, les démangeaisons y sont moindres qu'hier. Coloration moins accusée de la face antérieure du thorax. Nulle part trace de miliaire ou de sudaminas.

Pas de mal de gorge, pas de toux, absence d'expectoration et de larmoiement.

Les urines, examinées à la chaleur et traitées par l'acide nitrique, ne décèlent pas la présence de l'albumine.—Vésicatoire sur le thorax.

Le 19. Pouls à 80, peau chaude, soif vive, langue toujours un peu saburrale. Dyspnée marquée. Douleur intense dans le côté droit du thorax; rien à l'auscultation ni à la percussion.

Erythème sans modifications sensibles; pas de miliaire, pas de desquamation. Les pustules sont pleines de sérosité lactescente.

Le 20. Pouls à 100, respiration entrecoupée. Le vésicatoire a donné une grande quantité de sérosité; la douleur du côté est moindre. L'auscultation ne donne rien; la percussion fait constater une certaine matité dans le tiers inférieur du poumon droit.

L'érythème de la face antérieure du thorax est très-peu accusé, absence de miliaire et de desquamation; celui des avant-bras a également une coloration moins accentuée.

Les papules du prurigo sont moins abondantes; la desquamation est peu de chose.

Pas d'éruption ailleurs. Les pustules se flétrissent; il en est dont la dessiccation commence.

Les petites élevures palpuleuses du thorax et des jambes ne sont plus visibles.

Les menstrues sont apparues cette nuit; rien dans les urines.

Le 21. Pouls à 100, même état général; langue sale. Rien de nouveau du côté des organes thoraciques.

L'érythème de la face antérieure de la poitrine n'existe plus; celui des avant-bras est peu visible, mais il y a quelque chose encore. Pas de desquamation, pas de miliaire; pustules varioliques complétement sèches. Oreille droite très-douloureuse. Ventre sensible, l'écoulement menstruel se fait bien; urines normales.

Le 22. Pouls à 100, peau chaude, langue plus nette. Dyspnée toujours intense; respiration entrecoupée. La percussion de la poitrine fait constater en arrière et à droite une matité considérable dont l'ausculation ne rend pas compte. L'écoulement menstruel atteint les proportions d'une hémorrhagie morbide.

Le toucher vaginal fait voir que le col est très-mou, très-dilaté; il en sort du sang altéré en grande abondance. On craint un avortement ; la malade ne croit pourtant pas être enceinte.

L'érythème qui occupait les avant-bras n'existe plus, il n'y a pas de desquamation, pas de miliaire ; rien dans les urines; on exhausse le siége de la malade.

Le 23. Pouls à 108; peau chaude, un peu d'agitation; dyspnée moindre.

L'écoulement sanguin a continué hier dans des proportions considérables, il est sorti de gros caillots. On n'a pas gardé tous les linges, ainsi que cela avait été recommandé ; aussi n'a-t-on pu s'assurer s'il y avait eu expulsion d'un œuf; aujourd'hui la perte est très-médiocre.

Ventre indolent, tête très-douloureuse dans sa totalité.

La matité thoracique est moins prononcée; on n'entend toujours rien à l'auscultation.

Soir. Céphalalgie persistante, pouls à 108 ; ventre mou, un peu douloureux à la pression; écoulement sanguin très-faible.

On ne peut constater aucune trace de desquamation aux points où siégeait l'érythème, il n'y pas de millet. L'urine traitée par les divers réactifs ne décèle rien de pathologique.

Le 24. Dyspnée plus marquée qu'hier; pouls à 80; peau chaude; langue rouge, humide, sans aucune ressemblance avec la langue scarlatineuse, dépouillée de son épithélium.

L'auscultation du poumon ne donne rien.

La percussion donne du côté droit une matité un peu moins grande, accompagnée d'une certaine élasticité sous le doigt.

Les battements du cœur sont fréquents, sans altération des bruits.

Céphalalgie violente; la pression légère sur un point quelconque de la périphérie du cuir chevelu est très-douloureuse.

Gargouillement dans la fosse iliaque droite; la pression sur l'abdomen est très-douloureusement sentie par le malade; absence de taches lenticulaires; pas de diarrhée. L'écoulement sanguin est arrêté.

Soir. Le phénomène prédominant est la céphalalgie; rien de nouveau quant au reste.

Le 25. Pouls à 90, peau chaude, respiration assez libre; matité bien moins considérable en arrière et à droite; rien à l'auscultation.

On s'aperçoit aujourd'hui qu'il y avait un érysipèle du cuir chevelu, méconnu jusqu'à ce jour. Ce matin, l'érysipèle a gagné la face, il occupe le front où l'on voit une rougeur diffuse avec bourrelet sur les bords ; cet érysipèle a eu, très-probablement, pour point de départ une pustule varioleuse ulcérée dont on aperçoit des traces visibles sur l'oreille droite. On se souvient que la malade se plaignait vivement de douleurs de la conque de l'oreille droite, il y a quelques jours (21 mai).

Soir. L'érysipèle est plus marqué; la rougeur a gagné la face, elle est plus accentuée; le bourrelet érysipélateux est plus saillant.

Le pouls bat 96; peau chaude, soif vive, langue rouge non scarlatineuse. — Bouillon aux herbes additionné de 30 gr. de crème de tartre; lotions à l'eau de sureau.

Le 27. Pouls à 88; face gonflée, bourrelet érysipélateux très-saillant, légère surdité, respiration presque normale; matité presque nulle.

La malade a eu des évacuations liquides abondantes; elle dit avoir très-faim : on donne du bouillon coupé. — Eau de sureau en lotion.

Le 28. Pouls à 104; face toujours gonflée; langue sèche; dyspnée; rien à l'auscultation: matité presque nulle à la percussion; urines sans albumine. — Diète.

Le 29. Pouls à 100, figure moins gonflée, rougeur peu marquée des téguments de la face; l'érysipèle est à son déclin. — Bouillon coupé.

Le 30. Pouls à 92, face presque naturelle, desquamation commençante aux points où siégait l'érysipèle, et nulle part ailleurs; pas de dyspnée; rien à l'auscultation et à la percussion. — Soupe.

Le 2 juin. Pouls à 100; desquamation abondante sur la face, elle n'existe nulle part ailleurs.

Douleurs dans les membres inférieurs, surtout dans la jambe gauche où la peau est chaude avec une coloration légèrement violacée; il existe là un œdème prononcé gardant l'impression du doigt.

Au niveau de la région inguinale gauche, on sent un cordon dur roulant sous la main.

Nous avons ici, suivant M. Beau, une phlébite hémo-adhésive.

On met le membre sur un plan incliné pour favoriser la circulation en retour.

Le 5. Pouls à 92; langue sèche; la desquamation du visage est arrivée à son terme.

La douleur et l'œdème du membre inférieur gauche ont en partie disparu.

La veine crurale est encore gonflée, mais moins que ces jours passés; le cordon veineux est moins dur, la peau des parties œdématiées est moins chaude; la jambe droite n'est plus douloureuse; rien dans les urines.

Le 6. Pouls à 70; jambe gauche complétement dégonflée, très-peu douloureuse; cordon crural à peine sensible.

La percussion du poumon, pratiquée concurremment avec l'auscultation, ne décèle rien de pathologique; rien dans les urines. — Une portion.

Le 8. Plus de douleurs du membre inférieur, plus de gonflement. — Deux portions.

Le 12. La malade se lève et marche avec facilité; rien dans les urines; pas de desquamation appréciable en aucun point du corps.

Le 13, la malade se lève et marche avec facilité.

Le 15. Les points où siégeaient les pustules ne sont le siége d'aucune tache ni d'aucune cicatrice; il n'y a eu aucune desquamation consécutive à l'érythème. La malade sort guérie.

OBSERVATION IX.

Varioloïde accompagnée d'un érythème spécial, limité à la face interne et externe des avant-bras et des cuisses, persistant plus longtemps que l'éruption varioleuse; mouvement fébrile remarquable par son peu d'intensité; absence de mal de gorge, de miliaire, de sudaminas, et de desquamation.

Le 8 mars 1860, est entrée à l'hôpital Saint-Louis, salle Henri IV, n° 28, la nommée P....., âgée de 23 ans. Cette femme, de forte constitution, à tempérament sanguin, à cheveux noirs, nous dit se bien porter habituellement et n'avoir jamais été malade. Réglée à 18 ans, elle a toujours eu des menstrues abondantes et régulières. Elle porte sur les deux bras des traces apparentes de vaccination. Interrogée avec soin pour savoir si elle a eu des fièvres éruptives, elle ne peut nous donner là-dessus aucune indication précise; elle affirme seulement n'avoir gardé le souvenir d'aucune maladie l'ayant obligée à garder le lit.

La femme P..... nous raconte qu'elle a soigné, depuis quinze jours, un malade atteint d'une variole confluente, arrivée, aujourd'hui 8 mars, à la période terminale de la desquamation, au vingtième jour de la maladie (suivant les renseignements qu'elle nous fournit).

Dimanche dernier, 4 mars, la malade qui fait le sujet de cette observation a été prise de frisson et de fièvre suivis, à très-court intervalle, de douleurs de reins, de nausées et d'inappétence. Depuis hier, 7 mars, il existe de la rougeur en certains points de la peau. La malade n'a fait aucun traitement. Tels sont les renseignements que nous donne la femme P....., qui entre à l'hôpital le 8 au soir.

Le 9. A la visite du matin, nous constatons les symptômes suivants :

Abattement visible, peau modérément chaude, pouls à 88, respiration normale ; rien à la percussion ni à l'auscultation des organes thoraciques; pas de toux, pas d'expectoration ; absence de larmoiement et d'épistaxis.

La peau de la face *interne et externe* des avant-bras et des cuisses présente une rougeur sombre et diffuse, sans le piqueté de la scarlatine, et non semblable aux taches de la rougeole. La peau de la face, celle du cou, du thorax, du ventre, des jambes et du dos, a sa coloration normale.

La rougeur signalée sur les avant-bras et les cuisses disparaît très-promptement sous l'influence d'une pression légère, *et ne reparaît qu'avec une lenteur digne de remarque.*

Absence complète de sudamina et de vésicules miliaires.

Les fonctions intellectuelles sont normales ; un peu de céphalalgie, pas d'épistaxis ; douleurs lombaires assez notables.

La langue est légèrement rouge avec un peu d'enduit saburral ; *on voit à la pointe de cet organe une petite pustule ombiliquée.* Le pharynx, qui a sa coloration naturelle, n'est point douloureux; les amygdales sont très-peu rouges, légèrement gonflées, sans fausses membranes ni concrétions caséiformes.

L'examen du front fait constater deux petites pustules varioliques avec ombilic manifeste et auréole rouge phériphérique; la lèvre supérieure en présente une également; il n'en existe nulle part ailleurs. Pas d'albumine dans les urines. — Diète; mauve chaude.

Le 10. Abattement un peu moindre, face à coloration normale, peau médiocrement chaude, pouls à 68; la rougeur de la peau est moins intense sur l'avant-bras gauche; sur les cuisses, elle a également une teinte moins foncée et une étendue moindre: cette rougeur n'a plus le piqueté qu'elle offrait hier.

La respiration est normale; l'auscultation et la percussion ne décèlent aucun symptôme pathologique. Pas de toux, pas d'expectoration, pas de larmoiement; la langue est toujours recouverte d'un enduit saburral léger; la petite pustule est un peu moins saillante. Il existe au pharynx quelques points plus rouges qu'hier, sans douleur ni fausses membranes ou concrétions caséiformes; les amygdales sont moins tuméfiées; pas de ptyalisme.

Nouvelle pustule au menton avec ombilic. Celles que l'on avait constatées hier en d'autres points, et qui contiennent aujourd'hui un liquide séreux, présentent un ombilic plus manifeste; il y en a trois nouvelles dans le dos. Pas d'épistaxis, absence de démangeaisons. Il existe toujours un peu de céphalalgie. Une selle depuis hier soir; rien dans les urines. — Bouillon.

Le 11. Pouls à 60, peau à chaleur normale; rougeur très-modérée *à la face interne et externe* des avant-bras et des cuisses, sans piqueté ni desquamation; pas de traces de miliaire ou de sudamina.

Organes thoraciques sains; absence de toux, d'expectoration, d'épistaxis et de larmoiement; pustules en voie de flétrissure.

Les divers réactifs ne décèlent pas la présence de l'albumine dans l'urine.

Le 12. Pouls de 60 à 64, peau à chaleur normale; toujours un peu de rougeur pâle et fugace aux avant-bras et aux cuisses.

Langue assez nette, sans rougeur spéciale, nullement semblable à celle de la scarlatine dépouillée de son épithélium. Il existe à peine de la rougeur aux piliers du pharynx; amygdales à coloration normale et d'un volume ordinaire; pas de mal de gorge.

La miliaire, les sudamina, la desquamation, font absolument défaut; les pustules sont presque toutes sèches.

Le 13, pouls à 60, langue nette.

Les fonctions circulatoires et respiratoires ont leur jeu régulier. Chaleur normale; pas de toux ni d'expectoration; pharynx sain. La peau des avant-bras présente encore, en certains points, une légère teinte érythémateuse, sans piqueté; la rougeur de la peau des cuisses, assez pâle hier, mais encore bien visible cependant, a complétement disparu; elle n'a laissé après elle aucune trace de desquamation. A la face interne des genoux, il existe de chaque côté deux taches rougeâtres à coloration rose-chine, très-légèrement saillantes au-dessus du niveau de la peau. En rapprochant les deux genoux l'un de l'autre, on voit que ces taches ne se correspondent pas : la tache du genou gauche est située plus haut que celle du genou droit; leur grand diamètre, dirigé suivant l'axe des membres, a 3 centimètres d'étendue; le petit diamètre, transversal, a environ 2 centimètres.

La pression du doigt les fait disparaître momentanément; elles sont le siége d'une légère démangeaison. Ces plaques ressemblent tout à fait à celles des érythèmes papuleux, dont nous avons actuellement plusieurs cas dans le service; elles ne sont pas accompagnées de douleurs. Les pustules sont toutes sèches. Absence d'albumine dans les urines. — Une portion.

Le 14. La malade va très-bien; faim marquée.

Plus de trace de la rougeur des cuisses ni des plaques d'érythème papuleux des genoux, pas de desquamation. Les pustules de varioloïde sont remplacées par de petites croûtes qui tombent.

Urines normales.

16 mars. Les points de la peau anciennement recouverts par de petites croûtes présentent une petite tache violacée, avec dépression cicatricielle très-peu profonde. — 3 portions.

Le 17, le malade se sent bien et demande à sortir.

OBSERVATION X.

Herpès circiné du visage; érythème scarlatiniforme accompagné d'une varicelle de la variété désignée par les Anglais sous le nom de *swinepox;* absence de symptômes fébriles prononcés, de mal de gorge, toux, catarrhe pulmonaire, larmoiement et desquamation.

Le 26 mai 1860, est entré à l'hôpital Saint-Louis, salle Henri IV, n°8, service de M. Hardy, le nommé M....., âgé de 24 ans. Cet homme, de constitution sèche et robuste, à tempérament nervoso-sanguin, nous dit qu'il se porte bien habituellement; il n'a jamais fait de maladie grave, n'a jamais contracté d'affection syphilitique, et n'en porte pas de trace. Il a été vacciné, et présente sur les deux bras des cicatrices caractéristiques. Il entre à l'hôpital pour un herpès circiné du visage, avec cercles bien caractérisés, sans pustules ou infiltration du tissu cellulaire sous-cutané. L'affection est tout à fait superficielle; on la traite par des onctions faites avec une pommade parasiticide.

Au bout de douze jours de traitement, la maladie était parfaitement guérie.

Le 7 juin, le malade est pris d'envie de vomir et d'une légère courbature.

Le 8, les nausées sont moins fréquentes, il n'y a qu'une lassitude générale, sans symptômes accusés.

Le 9, inappétence marquée, peu de fièvre, rien de bien saillant jusqu'au 13 juin, où il survient un nouveau mouvement fébrile; le pouls bat 80.

Le 13, on constate sur le front, les genoux, l'extrémité inférieure des jambes, le dos des mains et les coudes, l'existence de très-petites taches lenticulaires rosées, légèrement saillantes, disparaissant sous la pression du doigt, pour reparaître aussitôt après.

Ces taches, qui forment des plaques sur les mains, ressemblent un peu à de l'érythème papuleux.

Le visage est le siége de quelques petites vésicules non ombiliquées, remplies d'un liquide louche, beaucoup plus grosses que des sudamina, ou des grains miliaires, également plus volumineux que celles que les Anglais ont signalées dans le chickenpox, et se rapprochant tout à fait de celles qui ont été décrites dans le swinepox.

Pas de douleurs lombaires, pas de vomissements; la langue est nette, sans rougeur spéciale. Le pharynx est très-légèrement rouge, sans douleur; pseudo-membrane ou concrétion caséiforme.

Les organes thoraciques ne présentent rien à la percussion ni à l'auscultation ; il n'y a ni toux, ni râles, ni expectoration. Absence de larmoiement; pas de douleurs de jointures.

M. Hardy pense que nous avons ici un de ces érythèmes qui précèdent souvent les affections varioleuses. Les urines, traitées par les divers réactifs, ne décèlent pas la présence de l'albumine.

Le 14. Pouls à 72, phénomènes généraux nuls ; la langue est très-légèrement rouge, sans piqueté ni enduit ; le pharynx n'est point douloureux, sa rougeur est physiologique, il n'y existe pas de pseudo-membrane ni de concrétion caséiforme; l'auscultation du thorax fait constater une respiration normale, sans râles ni bruits; pas d'expectoration, pas de toux, pas de larmoiement ; la rougeur des mains est moins intense qu'hier, les points rouges ne forment pas de relief.

Les avant-bras, à leur face *interne* et *externe*, sont le siége d'une éruption simulant une espèce de roséole. Cette même éruption ne se remarque que sur la face antérieure et la poitrine. En ces points, les téguments ont une coloration rose, diffuse, scarlatineuse. Le front, les genoux, les coudes, ne sont plus colorés comme hier; on n'y voit ni éruption ni desquamation.

Le dos est occupé, dans toute son étendue, par une teinte rouge sans piqueté, avec mélange de quelques vésico-pustules non ombiliquées, présentant une petite auréole rouge à leur périphérie.

Le malade se plaint de démangeaisons assez vives.

Sur la face antérieure du thorax, on voit également quelques vésico-pustules entourées d'une petite auréole rouge. Les petites vésicules du visage sont remplies d'un liquide trouble.

En résumé, les parties rouges de la peau, qui hier avaient une saillie légère, ne sont plus proéminentes aujourd'hui, mais elles occupent une plus grande étendue.

Langue sans enduit, nette, à coloration normale, ne ressemblant en rien à la rougeur vive de la langue scarlatineuse dépouillée de son épithélium.

Pas d'albumine dans les urines.

Le 15. Il existe des vésico-pustules non ombiliquées, au nombre de quinze environ, sur le dos, la poitrine et les deux avant-bras, avec auréole rouge à leur périphérie; les vésicules de la face se dessèchent et se flétrissent; la rougeur des jambes n'existe plus; il n'y a ni desquamation, ni sudamina ; la coloration rouge du pharynx est peu notable ; douleur nulle.

Le 16. Nouvelles vésico-pustules non ombiliquées, avec auréole rouge, au nombre de quinze environ ; les anciennes vésico-pustules sont desséchées.

Phénomènes généraux nuls, absence de desquamation et de miliaire, urines normales.

Le 17, absence complète d'érythème et de desquamation, santé générale excellente; urines physiologiques.

Le 20. Les vésico-pustules n'ont pas laissé de cicatrice, on ne peut apercevoir de desquamation. Les urines, traitées par la chaleur et l'acide nitrique, ne donnent pas de précipité albumineux. Le malade sort guéri.

Comme ces malades nous intéressaient tout particulièrement, nous les avons suivis avec soin une fois sortis de l'hôpital. Examinés à divers intervalles, nous n'avons jamais trouvé chez eux la desquamation de la peau, ni le précipité albumineux de l'urine, ni les infiltrations si communes à la suite de la scarlatine.

Érythème scarlatiniforme dans l'hydrargyrie.

A la suite de l'usage interne ou externe des préparations mercurielles, et le plus souvent dans ce dernier cas, on voit se manifester à la peau une efflorescence rouge tantôt locale, tantôt générale ; elle affecte la partie même sur laquelle le médicament a été appliqué ou des points éloignés du lieu d'application. Décrite d'abord par Alley, en Angleterre, puis par M. Rayer, en France, elle fit l'objet de mémoires intéressants, dus à MM. Nonat, Briquet et Baron. Ce dernier publia, en 1850, des observations nombreuses insérées dans la *Gazette médicale.*

Cette éruption ressemble beaucoup, pendant les deux premiers jours, à la rougeole ; puis les taches se recouvrent de vésicules transparentes qui parfois se réunissent ; elles contiennent une sérosité louche qui peu à peu devient lactescente. Il y a de la fièvre, quelques symptômes généraux, et il survient de la desquamation dans certains cas.

Telle est la physionomie habituelle de cette maladie ; mais on lui voit prendre aussi l'aspect scarlatineux, sans présenter les symptômes généraux de cette fièvre éruptive : dans ce dernier cas, il existe un véritable érythème scarlatiniforme plus ou moins intense, se mêlant parfois à un érythème morbilliforme. Quelques observations tirées du mémoire de Baron montreront mieux le fait que la description la plus détaillée.

OBSERVATION XI

(2e du mémoire de Baron).

Érythème scarlatiniforme hydrargyrique.

Le 17, *rougeur piquetée* généralement répandue sur toute la surface du corps, fièvre très-légère.

Le 18, le piqueté a disparu, mais les plaques rouges de la paroi abdominale persistent.

Le 20, les plaques rouges de la paroi abdominale pâlissent, et à leur surface il y a un peu de desquamation.

Le 21, les plaques rouges ont disparu, mais la desquamation persiste.

Le 29, la desquamation paraît avoir cessé.

Au dire de Baron, cette éruption ne débuta que dix jours après que l'on eut cessé l'application de la pommade mercurielle; mais ce long intervalle ne peut écarter l'idée que l'éruption ait été de nature mercurielle, car beaucoup d'accidents mercuriels débutent bien plus longtemps après la cessation de l'administration du mercure.

M. Briquet (*Archives génér. de méd.*, 1838 et 1839) a vu l'exanthème mercuriel ne débuter que pendant la période de dessiccation de la variole, quoique l'emplâtre de Vigo ne fût resté appliqué que trois ou quatre jours au début de cette maladie.

MM. Rilliet et Barthez ont vu l'hydrargyrie se développer dix jours après l'application du même emplâtre.

L'éruption décrite dans l'observation citée présenta successivement, et même simultanément, pendant deux jours, l'appareuce de la rougeole et de la scarlatine; mais, comme le dit fort bien Baron, comment croire à une rougeole et à une scarlatine simultanée sans autre symptôme que l'éruption ? La desquamation n'offrit pas les symptômes habituels de celle de la scarlatine, et les plaques morbilliformes ne se développèrent qu'à la paroi abdominale.

OBSERVATION XII

(3e du mémoire de Baron).

Il s'agit d'un sujet chez lequel l'hydrargyrie se développa cinq jours après que l'on eut cessé l'emploi de la pommade mercurielle. Elle fut précédée, comme dans le cas cité plus haut, d'un jour de fièvre légère; de même aussi elle se manifesta le premier jour *par un pointillé rouge général, et le lendemain ce pointillé fit place à des plaques semblables à celles de la roséole,* non pas bornées à une région circonscrite, comme chez le malade de l'observation précédente, mais répandues sur toute la surface du corps, excepté sur l'une des fesses, qui était en partie couverte par une large plaque rouge. La durée de l'éruption fut de quatre jours.

Le 26. Un peu de chaleur générale, 84 pulsations assez développées; la peau offre partout une rougeur d'un pointillé assez large; pas de *mal de gorge.*

Le 27, dans la matinée, la rougeur a beaucoup diminué; mais, le soir, le pouls est un peu plus fréquent et la peau un peu plus chaude; une large plaque rouge se remarque à la fesse droite; le reste de la surface du corps est couvert de petites plaques irrégulières fort semblables à celles de la rougeole, moins la saillie; pas de *douleur de gorge,* ni rougeur, ni gonflement, à l'arrière-bouche; langue blanchâtre; toux rare.

Le 28, mêmes symptômes.

Le 29, il n'y a plus qu'un peu de rougeur à la fesse droite; elle a disparu, du reste, de la surface du corps.

Le 30, plus de rougeur nulle part.

Le 31, la dernière éruption n'a laissé aucune trace; *il n'y a pas de desquamation.*

Les jours suivants, la fièvre cède; la face d'abord, puis les pieds, puis tout le corps, s'infiltrent; les urines déposent abondamment par l'acide nitrique et par la chaleur.

Malgré l'administration de plusieurs purgatifs, l'anasarque augmente, et l'enfant succombe le 19 novembre. A l'autopsie, on trouve un double hydrothorax, un œdème des deux poumons, une petite ulcération de la trachée-artère, et une double affection de Bright.

Baron pense que la maladie de Bright doit être rapportée à la variole, cette jeune fille étant prédisposée à l'anasarque par un séjour antérieur dans une chambre humide. Il pense qu'il est peu probable que cette maladie ait été la conséquence de l'éruption hydrargyrique, quoique du reste rien ne prouve qu'il ne puisse en être ainsi.

Si cette éruption avait présenté l'aspect de la scarlatine, il faut convenir qu'en voyant se développer l'affection de Bright après elle on aurait été fondé à croire que l'on avait pris pour une hydrargyrie une véritable scarlatine : « Mais, dit Baron, l'erreur n'était pas possible, l'éruption n'offrit que le premier jour l'apparence de la scarlatine; pendant trois jours sur quatre, elle ressembla à la roséole ; sa durée fut plus courte que celle de la plupart des scarlatines; la fièvre qui l'accompagnait était très-légère; il n'y avait aucun symptôme morbide du côté des voies digestives, ni mal de gorge, ni gonflement à l'arrière-bouche; enfin l'éruption ne fut pas suivie de desquamation. » Cette anasarque est cependant singulière, mais elle ne doit pourtant pas faire croire à une erreur de diagnostic.

On la voit signalée dans les varioles bien nettes. En 1783, Grateloup, faisant l'histoire de l'épidémie de Dax, disait : « J'ai vu quelquefois, dans cette épidémie, des infiltrations œdémateuses ; elles étaient plus marquées aux extrémités inférieures et au tronc. Ceux de mes petits malades attaqués de cet œdème eurent des urines très-rares. » (*Journ. de méd., chirurg. et pharm.*, t. LXXXVI, p. 325 ; 1791.)

M. Rayer a plusieurs fois constaté pendant la vie la présence d'une certaine quantité d'albumine et de globulés sanguins dans l'urine des varioleux, et après la mort une hyperémie très-marquée des reins, avec ou sans ecchymoses dans les substances rénales ou dans le bassinet.

M. Gendrin, dans son *Histoire anatomique des inflammations*, t. II, p. 256, rapporte des exemples de véritables néphrites varioleuses. Les éruptions scarlatiniformes de l'hydrargyrie sont également signalées par MM. Barthez et Rilliet. A l'article *Variole*, on lit le passage suivant : « De huit à quatorze jours après l'éruption variolique, de quatre à dix jours après l'application de l'emplâtre de Vigo, on distingue entre les pustules de la variole une éruption de taches rouges, vives, quelquefois *pointillées comme celles de la scarlatine*, d'autres fois irrégulières et semblables à celles de la rougeole. »

Comme l'éruption hydrargyrique a été le plus souvent observée chez les varioleux traités par les applications des topiques mercuriels, on peut se demander si l'influence mercurielle a été la cause principale de cette éruption scarlatiniforme.

Comme nous avons vu qu'on rencontrait assez fréquemment des exanthèmes scarlatiniformes dans les varioles naturelles ou inoculées (et le plus souvent ces éruptions n'étaient point accompagnées de vésicules), on pourrait, à la rigueur, n'imputer à l'application mercurielle que les vésicules qui ressemblent assez à celles de l'eczéma, et attribuer la rougeur pointillée à la variole.

Il est des cas cependant dans lesquels le mercure, pris à l'intérieur ou appliqué sur la peau, alors qu'il n'y avait pas de variole, a provoqué un érythème spécial, mais il ressemblait à la rougeole : cela résulte surtout des faits cités par Alley et d'autres observateurs.

Nous sommes donc à nous demander si l'élément varioleux n'est pas entré pour quelque chose dans la genèse de l'éruption scarlatiniforme des hydrargyries.

Érythème scarlatiniforme dans le choléra, le rhumatisme et la goutte.

Dans la période algide ou dans la période de réaction du choléra, on a rencontré des éruptions diverses auxquelles on a donné le nom de *roséole cholérique.*

Elles affectent des parties limitées du corps ou toute sa surface. Le plus ordinairement la forme de ces éruptions est papuleuse ; elles font une légère saillie au-dessus de la peau.

On les a regardées comme d'un favorable augure, et leur rétrocession a semblé, dans quelques cas, coïncider avec une aggravation des symptômes ; aussi lui a-t-on attribué la mort de certains malades. Lepecq de la Clôture en fait mention dans ses *Recueils d'observations sur les maladies et les constitutions épidémiques,* t. III, p. 1005.

Des éruptions identiques ont été décrites dans le rhumatisme et la goutte ; Conrad-Henri Fuchs en a fait le sujet d'un travail spécial (*Bull. des sciences méd.* de Férussac, t. XVIII, p. 274).

Les journaux anglais rendent compte d'une éruption rhumatismale épidermique dans les Indes Occidentales (*Edinb. med. and surg. journal*, t. XXIII, p. 43).

Babington y a consacré un mémoire (*Cutaneous eruption in cholera ; Lond. med. gaz.*, t. X, p. 578).

Petzold, MM. Rayer et Duriau, ont également attiré l'attention sur cette poussée à la peau. Mais c'est surtout dans le mémoire de M. Duplay que l'on trouve des observations se rapportant tout spécialement à notre sujet (*De la roséole cholérique ; Gaz. de santé*, 1832). Cet auteur décrit une éruption analogue à la scarlatine sans angine, sans phénomènes généraux, avec absence de desquamation et de miliaire. Nous ne pouvons mieux faire que d'extraire de ce travail les observations qui intéressent directement notre sujet.

OBSERVATION XIII

(1re de M. Duplay).

Choléra algide ; roséole scarlatiniforme.

Anne M....., âgée de 24 ans, entrée à la Charité le 2 juin, présente les premiers symptômes de la période algide.

Le 7. La langue est rouge, plusieurs vomissements, un peu de hoquet ; le dos des mains, les bras, le tronc, les extrémités inférieures, sont le siége d'une éruption qui présente des degrés de développement différent, suivant ces diverses régions.

Sur le dos de la main, ce sont des plaques plus ou moins irrégulières, d'un rouge foncé, légèrement proéminentes, séparées par des intervalles irréguliers, où la peau conserve sa teinte naturelle ; ces taches ne sont pas prurigineuses ; sur les bras, elles sont moins apparentes ; sur les membres inférieurs, elles occupent surtout les cuisses. Les taches de la poitrine sont plus larges, plus saillantes que celles des membres. Dans le dos, la rougeur n'est plus ainsi par plaques, *mais elle est plus uniforme, en nappe, et se rapproche de la scarlatine.* Le pouls est fréquent. La malade n'éprouve pas d'accidents plus graves que la veille, son état semble le même.

Le 8. L'éruption a pâli considérablement ; on l'observe cependant encore sur la poitrine, le dos, les cuisses et les bras, mais aux mains on ne trouve qu'une teinte d'un rouge très-pâle.

Le 9, la rougeur a disparu de partout.

Le 10. Il s'opère une desquamation légère de l'épiderme ; l'état général est excellent, et la malade sort guérie.

« Chez cette malade, ajoute M. Duplay, l'éruption ressemblait certainement plus à l'érythème papuleux lors de son apparition, mais elle a revêtu bien vite les caractères de la roséole ; son apparition semble avoir été suivie d'une amélioration marquée dans l'état de la femme. »

OBSERVATION XIV

(2e de M. Duplay).

Choléra algide; symptômes cérébraux, roséole, éruption complète; mort.

Adélaïde C....., 51 ans, entra à la Charité le 16 juillet 1832. Depuis huit jours, elle a une diarrhée qui cesse et apparaît alternativement; faiblesse et malaise.

Le 14 et le 15. Il y a eu une vingtaine de selles liquides, vomissements, crampes, refroidissement. Rien de marquant jusqu'au 29, où on aperçoit sur les cuisses et les bras un commencement d'éruption. Les plaques qui la constituent sont nombreuses aux cuisses et aux bras; quelques-unes, éparses, occupent l'abdomen, la poitrine et le dos; la face n'en présente point. Ces plaques, d'un rouge pâle et terne, de forme irrégulière, sont légèrement proéminentes; entre elles, existent des îlots de forme irrégulière, où la peau est blanche et saine. Dans certains points, les plaques sont confluentes, c'est surtout aux cuisses; elles semblent avoir de la tendance à former *la rougeur en nappe semblable à la scarlatine, et observée par nous chez d'autres malades.*

Le 30. On retrouve à peine les traces de l'éruption sur les régions qu'elle occupait la veille. Il existe sur ces divers points une teinte d'un jaune excessivement clair, à peine appréciable. L'état du malade semble un peu moins bon; il y a un peu plus de somnolence que la veille. La mort arrive du 2 au 3 août.

Les accidents, qui ont augmenté à la suite de la disparition brusque de l'exanthème, sembleraient indiquer qu'il y a eu entre les symptômes cérébraux et cette disparition une certaine relation de cause à effet. Dans l'observation précédente au contraire, l'efflorescence a eu son cours régulier et la guérison est survenue.

En parcourant les observations nombreuses de M. Duplay, celles de Legoupils, de MM. Barth et Béhier, on arrive à partager l'opinion qui considère ces érythèmes comme d'un heureux pronostic. La mortalité a été en général faible chez les sujets qui ont offert ces érythèmes, à la période de réaction principalement; ceux chez lesquels ils ont subitement rétrocédé sont morts. Mais reste à savoir si le sujet guérit, parce qu'un mouvement fluxionnaire se détermine vers la peau, ou si ce mouvement se produit, parce que le sujet tend à guérir.

Erythème scarlatiniforme dans le croup.

Une communication très-intéressante de M. Sée à la Société médicale des hôpitaux, 1858, est venue appeler l'attention des médecins sur certaines formes d'éruptions survenant dans le croup. Chez plusieurs de ses malades opérés de la trachéotomie, ce praticien distingué a observé une éruption qui présentait les caractères suivants:

« Le lendemain ou le surlendemain de l'opération, il survenait des taches rouges siégeant sur toute la surface du corps, *excepté à la face*, non accompagnées de vésicules miliaires et non suivies de desquamation. Parmi ces petits malades, les uns sont morts avant, les autres après la cessation de l'éruption. Cette efflorescence dura environ deux jours.

«Sur une seconde série de malades également trachéotomisés, l'éruption était tout à fait analogue à la scarlatine : même pointillé, même desquamation; et, dans certains cas, albuminurie et hydropisie générale. C'étaient des scarlatines, tandis que les premiers malades avaient des érythèmes scarlatiniformes. » (Sée, *Bulletins de la Société médicale des hôpitaux*, 1858.)

La preuve la plus péremptoire qu'il s'agit ordinairement d'une éruption spéciale, M. Sée la trouve dans ce fait: « Chez un enfant qui, après la trachéotomie, fut pris d'une éruption dite *scarlatine*, il y eut, six mois plus tard, une vraie scarlatine, avec albuminurie et hydropisie. Deux scarlatines en six mois, c'est plus qu'étrange pour une maladie qui ne récidive point; car jusqu'ici il n'existe dans la science qu'un seul exemple authentique de récidive, c'est dans la 2e édition du livre sur les maladies de la peau ; lors de la 1re, M. Rayer n'en connaissait point. »

Le même auteur ajoute que ces éruptions sont loin d'aggraver les symptômes du croup et les résultats de la trachéotomie; il fait remarquer que, chez 12 enfants qui présentèrent cette complication, 8 guérirent, c'est-à-dire 2 sur 3.

Ordinairement, ces éruptions ne laissent après elles ni desquamation, ni hydropisie, ni albuminurie, ce qui les différencie de la scarlatine. On aurait pu croire à un érysipèle; «mais, dit M. Sée, celui-ci s'en distingue facilement; il commence par la plaie et suit une marche envahissante.»

L'éruption hydrargyrique ne peut être soupçonnée, car, dans tous les cas cités, le mercure n'a pas figuré dans le traitement, et, d'un autre côté, il est impossible d'admettre que ces éruptions n'étaient que des éruptions sudorales, parce que, selon M. Sée, les éruptions provoquées par la sueur ont un caractère *vésiculeux* et se distinguent de celles du croup. Cependant nous ne dissimulerons pas qu'on peut se demander si ce caractère vésiculeux existe toujours aussi manifestement.

En somme, cet érythème est, pour cet observateur, l'analogue de ce qu'on voit dans le choléra, le typhus, et il arrive à formuler les conclusions suivantes:

1° Cette éruption apparaît plus fréquemment et plus promptement à la suite de l'opération du croup qu'après toute autre maladie;

2° La rapidité de sa marche est plus marquée, elle dure moins longtemps que la scarlatine;

3° Elle n'augmente pas sensiblement la fièvre, car celle-ci tombe parfois le lendemain;

4° Elle n'aggrave nullement le croup, qui semble au contraire, malgré cette complication, guérir plus souvent;

5° Elle revêt des formes différentes de la scarlatine;

6° Il n'y a pas desquamation ni albuminurie;

7° Elle frappe surtout les plus jeunes enfants et épargne les plus âgés;

8° Enfin elle peut être suivie de la scarlatine vraie, et cette circonstance seule suffirait pour imprimer un caractère spécial à ces éruptions.

Suivant le même auteur, il peut y avoir, outre cette éruption, une scarlatine vraie; mais alors elle éclate ordinairement plus tard, dure cinq à six jours, est accompagnée de deux à quatre jours de fièvre, suivie de desquamation, et n'offre point de récidive. Dans cette seconde catégorie de faits, la scarlatine vient à titre de complication accidentelle, et le plus souvent comme conséquence du séjour à l'hôpital.

Mais il faut remarquer avant tout que pour faire une scarlatine, il doit y avoir, selon M. Sée, fièvre ardente, mal de gorge, symptômes du côté des reins. Sans l'une de ces manifestations, la scarlatine n'existe pas.

Nous avons dit que ces opinions n'avaient pas été acceptées par tout le monde : les uns n'ont voulu voir dans ces éruptions que des scarlatines plus ou moins anomales; les autres, tout en admettant leur existence légitime, n'ont pas pensé qu'elles dussent être spécialement rapportées au croup.

Nous croyons la première opinion mal fondée, et nous admettons l'érythème scarlatiniforme différent de la scarlatine par des caractères bien nets, bien tranchés.

Mais nous nous rangeons de l'avis de ceux qui pensent que ces éruptions ne sont point spéciales au croup.

Quant au plus ou moins de valeur de la présence ou de l'absence de l'albumine, nous pensons, comme M. Maugin (mémoire cité), que ce caractère a moins de valeur qu'on a voulu lui en donner dans le cas actuel. En effet, l'albumine se trouve dans la diphthérie, comme on la rencontre dans la variole et d'autres maladies; sa présence n'a donc pas une signification absolue.

Un caractère plus important est fourni par l'époque de son apparition, sa quantité moyenne et la persistance de cette apparition.

Dans la plupart des diphthéries, l'albumine existe dans l'urine; elle apparaît dès les premiers jours de la maladie et rapidement en quantité notable, pour ne disparaître que lentement, comme il résulte des recherches de M. Maugin. Dans les scarlatines au contraire, l'albumine manque *dans un tiers des cas,* et, lorsqu'elle existe, n'apparaît que *tardivement.*

Ces données fournies par l'examen de l'urine, jointes aux preuves puisées dans la marche de l'éruption et de la fièvre, dans la présence ou l'absence de desquamation et dans ses caractères, seront précieuses pour le diagnostic.

Des observateurs qui ont étudié dans les mêmes conditions que M. Maugin n'ont pas été de son avis sur l'identité de ces éruptions avec la scarlatine.

Dans sa thèse, où il rend compte des cas de diphthérie observés à Sainte-Eugénie pendant l'année 1859, M. le Dr Garnier fait la déclaration suivante :

« Nous avons rencontré dans quatre cas l'érythème scarlatiniforme; sa durée a toujours été éphémère; il est survenu deux fois à la suite du croup et deux fois à la suite de l'angine couenneuse. La scarlatine a compliqué plus fréquemment encore la diphthérie. »

Deux ans plus tard, dans sa thèse sur une épidémie de diphthérie observée à l'hôpital des Enfants (1861), M. Bricheteau rapporte les faits suivants :

« La scarlatine a été observée dans dix cas; mais alors l'éruption a été si insolite, si peu caractérisée, *qu'il m'a paru assez naturel de voir dans ces faits une éruption scarlatiniforme et non scarlatineuse,* dépendante du croup, propre à cette maladie, conformément à l'opinion de M. Sée, qui admet dans ces cas une forme particulière de croup, croup scarlatineux.

« C'était deux ou trois jours au plus après l'entrée des enfants à l'hôpital, et en même temps après leur opération, qu'apparaissait l'éruption. Il est donc impossible de dire ici que c'est une scarlatine contractée à l'hôpital, puisque la période d'incubation est au moins de quatre jours.

«Il faut donc admettre que les enfants aient contracté chez eux le germe de la maladie en même temps que la diphthérie. L'éruption disparaissait ordinairement au bout d'un jour ou deux; elle n'a duré au maximum que quatre jours dans un cas, et trois jours dans un autre; elle était peu abondante, mal définie, non généralisée, apparente seulement sur le tronc, les cuisses, les mains et le visage; *jamais elle n'a été suivie de desquamation.*

«J'ai observé, ajoute le même auteur, deux cas de croup chez lesquels, trois jours après la trachéotomie, une véritable scarlatine s'est déclarée avec une éruption bien caractérisée, et a suivi une marche régulière sans être nullement modifiée par la diphthérie. Ces faits me paraissent contraires à l'opinion de ceux qui ne voient dans les éruptions diphthéritiques que des scarlatines modifiées.»

Il nous paraît donc que les idées de M. Sée sont le résultat de l'observation sévère des faits et de leur saine interprétation. Pourquoi ne surviendrait-il pas dans le croup un exanthème semblable à celui que nous avons étudié dans la variole, le choléra, la miliaire? Rien ne s'y oppose *a priori*, et, d'autre part, les caractères de cette éruption sont toujours identiques dans ces affections diverses. Nous conclurons donc en admettant qu'il peut survenir dans le croup un érythème scarlatiniforme qui ne lui est pas spécial, car nous avons vu la même efflorescence, toujours une, se produire au milieu des circonstances les plus multiples et les plus variables en apparence.

Erythème scarlatiniforme survenant après l'ingestion de certaines substances toxiques, alimentaires ou médicamenteuses.

L'apparition d'une rougeur scarlatineuse après l'ingestion de certaines substances prises à titre de poison, de médicament, ou d'aliment, est trop connue pour que nous nous y arrêtions longtemps. Dans ces cas, l'efflorescence est plus générale, plus prompte, que dans aucune autre circonstance. A côté de l'éruption, il y a d'autres symptômes pathologiques : il peut se présenter du délire, de la stupeur, des convulsions, des vomissements. Si on ne pouvait remonter à la cause de ces accidents, on croirait à une véritable scarlatine en présence de l'efflorescence écarlate qui survient.

OBSERVATION XV.

Érythème scarlatiniforme produit par la belladone.

Il s'agit d'un homme âgé de 46 ans qui, croyant prendre 44 grains de jalap, ingéra la même quantité de belladone. Une heure après l'ingestion, il fut pris d'une céphalalgie orbitaire des plus intenses, avec rougeur excessive des yeux et de la face, rougeur qui s'étendit de proche en proche à toute la surface du corps. En quelques minutes, toute la peau présenta une teinte rouge uniforme, exactement semblable à celle de la scarlatine; de plus, la gorge était le siége d'une rougeur intense et d'une chaleur vive qui semblait se propager tout le long du tube digestif; les voies urinaires, et surtout le col de la vessie, étaient devenus le siége d'une irritation très-douloureuse, le malade ne parvenait qu'avec peine à rendre quelques gouttes d'une urine très-rouge et sanguinolente. (Dr Jolly, *Archives gén. de méd.*, 1re série, t. XVIII, p. 92.)

OBSERVATION XVI.

Érythème scarlatiniforme produit par des graines de stramonium.

Le 24 octobre 1814, une petite fille avale une certaine quantité de graines de stramonium. Le premier symptôme fut une très-grande gaieté avec paroles et gestes extravagants; puis elle devint triste, pleura, chanta, et passa rapidement de l'un à l'autre de ces deux états, il lui semblait voir voler des mouche devant elle, et elle agitait la main comme pour les chasser; sa figure était d'un *rouge écarlate*, la peau était chaude, le pouls accéléré, la *langue et le gosier secs et rouges*.

La face, le cou et la poitrine, étaient couverts d'une centaine de petites pétéchies d'une rougeur éclatante et d'une forme étoilée. L'administration d'un émétique et une infusion de séné firent rendre 40 graines par les selles.

Le lendemain, les pétéchies étaient restées dans le même état, la malade allait assez bien.

Le 4 novembre seulement, les pétéchies disparurent. (C. Meigs, *North american med, and surg. journ.*, janv. 1827, et *Arch. gén. de méd.*, 1re série, t. XIV, p. 84).

Le Dr Dubreuil ayant administré à un jeune sujet la belladone dans une coqueluche, le malade fut atteint d'une éruption scarlatiniforme. Dans un cas analogue, le même médecin a observé la même éruption à deux reprises différentes chez un enfant âgé de 4 ans (*Journal de Bordeaux*, 1842, p. 190).

Supposons un instant qu'un enfant ayant avalé de la belladone soit pris de convulsions partielles et générales, comme dans le cas dont Munniks a donné l'histoire (extrait de sa dissert.; *Journal général de médecine*, t. XXIV, p. 228), qu'il s'y joigne un exanthème scarlatiforme, que l'on rencontre une toux croupale, comme dans l'observation très-curieuse consignée par Smith (*Journal de chimie médicale*, t. III, p. 586, an 1827), on pourra se trouver dans un grand embarras.

L'examen de la gorge, s'il est possible, lèvera quelques doutes; mais ce n'est que par les commémoratifs, la marche de l'éruption et l'observation bien attentive des symptômes, qu'on arrivera au diagnostic.

On sait que les préparations d'opium et de morphine ont une

action manifeste sur la peau; elles exagèrent les sueurs et amènent une congestion du réseau capillaire sous-cutané.

Bally, dans son *Mémoire sur les effets thérapeutiques de la morphine* (*Acad. de méd.*, t. I, p. 99; 1828), conclut à une excitation spéciale appelée sur la peau, et à un prurit intense, comme résultant de l'usage de ces préparations; il nie qu'il y ait accroissement de la chaleur, de la rougeur et des sueurs.

Avant Bally, Desbois, de Rochefort, t. II, p. 152 (Paris, 1817), professait que dans la plupart des fièvres éruptives l'opium était utile, parce qu'il portait beaucoup à la peau.

Schvilgué était du même avis :

« Cet hypnotique, dit-il, supprime d'ailleurs la plupart des sécrétions et des exhalations, excepté la transpiration » (*Mat. médic.*, t. II, p. 27). Aujourd'hui on reconnaît à l'opium une propriété sudorifique marquée : aussi, lorsqu'on a vu des éruptions scarlatineuses provoquées par son administration, a-t-on cru à des éruptions sudorales. Il faut les admettre en effet dans quelques cas, en observant toutefois que, bien qu'il n'y ait pas toujours sueur, l'érythème se produit cependant.

OBSERVATION XVII.

Érythème scarlatiniforme produit par le sirop diacode.

Chez une dame très-souffrante et très-agitée qui lui demandait un calmant, M. Monod allait prescrire des pilules d'opium, quand la malade l'avertit de n'en rien faire :

« Chaque fois que je prends de l'opium, lui dit-elle, je deviens rouge comme une écrevisse ! »

M. Monod, sans tenir grand compte du dire de sa cliente, prescrivit un peu de sirop diacode.

Le lendemain, la malade était rouge comme une écrevisse; il n'y avait pas eu sudation, mais un prurit intense. (Communication orale de M. Monod.)

Certains poissons et quelques coquillages provoquent tantôt une éruption ortiée, tantôt un exanthème scarlatiniforme, chez ceux qui en font usage.

La chair de l'anguille d'Otaïti produit, après son ingestion, une éruption scarlatiniforme très-abondante, suivie de gonflement de l'abdomen et de tuméfaction des mains et des pieds; l'usage de ce poisson amène très-rapidement la paralysie des extrémités inférieures (Graves, traduit par Jaccoud, t. I, p. 572).

La connaissance de ces faits suffira au praticien pour se rendre compte de la valeur de l'éruption dans telle circonstance donnée; elle pourra lui être utile au point de vue du pronostic, de l'hygiène et de la prophylaxie.

Érythème scarlatiniforme à l'état simple idiopathique.

Jusqu'alors nous avons étudié l'efflorescence scarlatiniforme au milieu des complications diverses, mais on la voit survenir en dehors de toute maladie franche.

Elle apparaîtra au moment des accidents de la dentition chez l'enfant ou lors des évacuations menstruelles chez la femme; une exposition prolongée aux rayons solaires ou à la radiation de la lumière électrique pourra la provoquer.

Chez les jeunes filles par exemple, il n'est pas rare de voir, sous l'influence d'une émotion, même légère, le cou et la partie supérieure de la poitrine se couvrir de plaques rosées analogues à celles de la scarlatine, qui disparaissent en quelques minutes. Il n'y a pas eu de symptômes généraux ; l'éruption, provoquée par une cause essentiellement temporaire, est aussi essentiellement fugace : rien qu'une congestion simple et de courte durée.

Un enfant vient à faire un excès de fruits : il se déclare un peu de fièvre, quelques vomituritions de matières alimentaires, un peu de diarrhée ; la langue devient saburrale; on remarque un peu de céphalalgie, une légère courbature, la gorge est saine, et l'on voit survenir successivement, sur divers points ou d'emblée, sur toute l'habitude du corps, un érythème rosé, diffus, à aspect scarlatineux; on dirait d'une scarlatine au début : quelques heures plus tard, tout a disparu.

Le lendemain, la fièvre est tombée; il ne survient dans la suite ni desquamation, ni albuminurie, etc.

Dans d'autres cas, l'éruption naît sous l'influence de la chaleur, excitant fortement la peau; on l'a remarquée en été et au commencement de l'automne; Willan l'a décrite, et Biett l'a vue plusieurs fois, sous forme épidémique, dans les étés très-chauds.

La maladie disparaît et apparaît souvent à plusieurs reprises successives chez le même sujet. Suivant Bateman, le pharynx présente une coloration morbide semblable à celle de l'efflorescence cutanée, et la déglutition est douloureuse. Au bout de cinq ou six jours, tout est rentré dans l'ordre. De prime abord, l'aspect du malade pouvait faire croire à une scarlatine; mais les troubles variés de la scarlatine manquent. Ainsi la fièvre intense, la chaleur âcre et mordicante de la peau, l'angine caractéristique pultacée, l'aspect de la langue avec ses papilles hérissées, les accidents cérébraux, font complétement défaut. Toutefois on peut observer des convulsions chez les enfants, mais presque jamais de miliaire. La rubéfaction de la peau par la radiation solaire, variant du rose tendre au rouge le plus foncé, et s'accompagnant de chaleur, de cuisson, de démangeaison vive, alors surtout qu'elle est généralisée, n'est qu'un érythème scarlatiniforme. Là encore on pourrait soupçonner une scarlatine, si la fièvre n'était moins forte et ne manquait même souvent; la chaleur de la peau est du reste moins ardente, et les prodromes font aussi défaut; la douleur locale enfin, l'absence d'angine et l'état de la langue, même alors qu'il existerait des symptômes généraux, suffiraient au diagnostic.

On peut faire un rapprochement plein d'intérêt entre ce cas et l'observation d'érythème électrique lue à la Société de biologie par M. Charcot (*Mémoires de la Société*, 1858, p. 63).

Les éruptions sudorales à forme scarlatineuse survenant après une sueur abondante chez un enfant bien portant d'ailleurs, et en l'absence de toute épidémie de fièvre éruptive, ont été souvent confondues avec les scarlatines ; cependant il est rare que dans ces cas l'éruption envahisse successivement les diverses parties du corps, elle acquiert le plus souvent dès le début son maximum d'extension et cède après un court intervalle.

Mais, ainsi que le fait remarquer M. Duclos, lorsque cet exanthème se produit au milieu d'une épidémie de scarlatine ou qu'il s'accompagne de fièvre, il devient très-difficile de faire la part de l'influence sudorale et de la scarlatine, comme le montre amplement l'observation qui suit :

OBSERVATION XVIII.

Érythème scarlatiniforme sudoral.

Dans une épidémie de scarlatine qui régna à Paris, M. Trousseau fut appelé près d'une jeune fille qu'un médecin jugeait atteinte de scarlatine.

A la suite d'un accès de fièvre accompagné de sueurs abondantes entretenues par la température élevée à ce moment et par le séjour au lit de la malade, il s'était fait sur une grande étendue de la surface cutanée une éruption complétement identique à l'exanthème scarlatineux.

La malade n'avait pas d'angine, la langue était naturelle ; l'état général n'était pas celui d'un sujet aux prises avec une maladie septique, essentielle, comme l'est la scarlatine.

Le lendemain en effet tout avait disparu, et il ne restait aucune trace de l'exanthème. Il ne survint du reste aucun des phénomènes ou accidents qui suivent ou compliquent si souvent la scarlatine réelle. (Duclos, mémoire cité.)

L'observation suivante, recueillie par nous dans le service de

M. Hardy, est un bel exemple d'éruption scarlanitiforme simple exempt de toute complication.

Le cas serait certainement regardé comme une scarlatine bénigne à répétition par les médecins qui méconnaissent l'existence de l'exanthème scarlatiniforme.

Il y a eu trois éruptions successives séparées par un long intervalle. La première pouvait être considérée comme une éruption sudorale; mais, dans les deux récidives, il n'était pas possible de faire entrer l'élément sudoral en ligne de compte, car la diaphorèse a complétement fait défaut.

OBSERVATION XIX.

Érythème scarlatiniforme simple à récidives.

Le 11 avril 1860, entre à l'hôpital Saint-Louis, salle Henri IV, n° 55, une nommée Élisa D....., âgée de 26 ans, domestique.

Cette fille, de taille moyenne, à cheveux noirs et de constitution vigoureuse, nous dit *avoir eu la scarlatine dans son enfance;* elle a été vaccinée et en porte les marques. A part sa fièvre éruptive, elle n'a jamais fait de maladie sérieuse.

Réglée à 16 ans, ses menstrues ont toujours été abondantes et régulières.

Elle entre à l'hôpital pour une *molluscum pendulum* de la face et du cou, pour la guérison duquel on emploie sans succès des moyens divers.

Le 26 novembre, la fille D..... est prise de douleurs de reins, de lassitude générale.

Le 27. Même état d'abattement; langue blanche, pâteuse; pouls à 90; frissons irréguliers; chaleur légère de la peau, qui ne présente pas d'éruption; douleur légère du pharynx, sans rougeur ni concrétion ou pseudo-membrane; organes thoraciques sains.

Le 28. Rougeur diffuse occupant toute la surface du corps, y compris la face; piqueté de la peau ressemblant à des morsures de puces, démangeaisons vives, pouls à 80. La malade nous dit avoir beaucoup sué cette nuit; elle a mouillé six chemises; pas d'odeur spéciale.

On ne trouve ni miliaire ni sudamina; la gorge est très-peu douloureuse, sans rougeur notable; la langue est sale par points, à rougeur normale sur les autres parties; ses papilles ne sont pas saillantes comme dans la scarlatine, les ganglions sous-maxillaires ne sont pas engorgés; pas de toux, pas de larmoiement, pas d'épistaxis, rien du côté des organes thoraciques, selles normales; les urines, traitées par la chaleur et l'acide nitrique, ne décèlent pas la présence de l'albumine.

Le 29. La malade nous dit avoir eu des sueurs abondantes pendant la nuit; pouls à 70; la peau a la même rougeur qu'hier; la gorge est à peine douloureuse, sans rougeur notable; la langue est nette, non scarlatineuse; pas de concrétions des amygdales; les ganglions sous-maxillaires ne sont pas engorgés; absence de symptômes thoraciques, de miliaire et de sudamina; la maiu, promenée sur la peau, ne ressent pas la rudesse si souvent éprouvée dans les scarlatines; fonctions normales, rien dans les aines.

Le 30. Coloration des téguments bien moins accusée et surtout moins générale; on ne la voit bien que sur le dos, les avant-bras et la face, qui est assez rouge, un peu gonflée, et parsemée de petites papules lenticulaires, très-légèrement saillantes au-dessus du niveau de la peau; cette tuméfaction très-légère ne se rencontre nulle part ailleurs.

Langue assez nette, à papilles normales; pharynx non douloureux à coloration physiologique; absence de miliaire, de sudamina et de desquamation de la peau; chaleur modérée, pouls à 66; rien dans les urines.

1er décembre. La rougeur des avant-bras a disparu, celle du dos n'existe qu'en des points très-limités; la face est un peu moins rouge, non gonflée.

La langue est nette; le pharynx n'est ni rouge ni douloureux; on n'y remarque ni concrétion ni pseudo-membrane ; absence de miliaire et de sudamina, pouls à 65, urines normales.

Le 2. Plus de rougeur nulle part ; face naturelle, non gonflée ; langue nette, à papilles normales ; pharynx sain, absence de miliaire et de desquamation ; urines physiologiques.

Le 3. Très-légers furfurs en certains points, encore faut-il bien les chercher ; langue nette, pharynx sain, rien dans les urines.

Le 4, la malade va bien.

Le 5. Santé excellente ; quelques légers furfurs, comme avant-hier ; pas d'œdème, rien dans les urines.

Le 8, les furfurs ont disparu, rien dans les urines.

Le 12, rien de nouveau ; jamais il n'y a eu de douleurs rhumatoïdes.

Du 15 janvier au 26, la malade a eu une éruption identique, sans offrir jamais rien du côté de la gorge et des urines.

C'était la répétition exacte de la première éruption, sauf le gonflement de la face, qui a fait défaut, et les sueurs, qui n'ont pas paru ; le pouls n'a jamais battu plus de 80 à 90, et encore n'a-t-il atteint ce dernier chiffre que pendant un seul jour.

Du 27 février au 8 mars, une nouvelle éruption, en tout semblable à la seconde, est survenue ; elle n'a présenté à noter rien dont nous n'ayons déjà parlé.

Jusqu'au jour de son départ, nous avons examiné la malade au point de vue de la desquamation ; il n'y a jamais eu desquamation de plaques d'épiderme, à peine quelques très-légers furfurs, en très-petite quantité. Les urines, traitées par la chaleur et l'acide nitrique jusqu'au dernier jour de la sortie, nous ont toujours donné des caractères négatifs.

La malade sort le 30 mars 1861 ; son molluscum n'était pas modifié. Revue à deux reprises différentes depuis sa sortie, nous nous sommes assuré qu'il n'y avait eu aucun des accidents consécutifs à la scarlatine.

Éruption scalatiniforme produite par les eaux minérales et les bains de mer.

L'immersion et le séjour dans le bain paraissent favoriser l'apparition d'une poussée à la peau ; son premier symptôme, d'après le tableau reproduit par M. Chenu (*Essai pratique sur l'action thérapeutique des eaux minérales*, 1840), est une démangeaison plus ou moins vive dans une ou plusieurs parties du corps, accompagnée de piqûres semblables à de légers coups d'épingle ou à la secousse de faibles étincelles électriques ; une cuisson incommode et même une légère brûlure succèdent à la démangeaison ; les parties qui en sont affectées présentent des plaques rouges *semblables à celles de la scarlatine, de la rougeole ou de l'urticaire*. La peau peut être prise dans une grande étendue ; l'éruption commence presque toujours au voisinage des articulations avant de s'étendre sur la continuité des membres ; elle occupe rarement le tronc, *et presque jamais le visage*, la plante des pieds et la région palmaire des mains ; enfin, les jambes et les cuisses, à leur partie interne et externe, sont en général plus rouges que les membres supérieurs.

Des prodromes caractérisés par un léger état fébrile, une sensation de lassitude avec accélération et plénitude de pouls, ardeur, sécheresse et hyperesthésie de la peau, peuvent, suivant MM. Durand-Fardel et Le Bret, annoncer la période de développement de l'exanthème. La fièvre se prolonge quelquefois après que l'éruption s'est faite, ou apparaît en même temps, si elle ne l'a point précédée ; elle peut du reste manquer ; son intensité est en général en raison de la poussée.

M. Payen assure que chez quelques baigneurs la poussée est assez forte pour constituer une véritable maladie.

Alors se présente une période d'excitation vive, à laquelle succède une période de desquamation sous forme de poussières furfuracées, avec cessation du prurit; cette desquamation n'a pas lieu par larges plaques (Payen, *Essai sur les eaux de Louesche;* 1828).

A Schinznach, un usage régulier des bains produit, au bout de deux ou trois jours, une irritation cutanée qui se manifeste par la rougeur scarlatiniforme de la peau pendant la durée du bain.

Chez les personnes pléthoriques, cette coloration devient *écarlate;* mais, hors du bain, elle cède bientôt, est remplacée par des taches blanchâtres qui s'étendent graduellement, et en peu de temps la peau a repris sa teinte naturelle (Amsler, *les Bains de Schinznach;* 1854).

Le Dr Foissac (*Notice sur les propriétés médicales des eaux de Louesche,* 1836) a observé chez les sujets gras, à peau fine et délicate, ce qu'il appelle la *poussée simple;* c'est une ébullition sur les épaules, la poitrine et les avant-bras, telle que la chaleur atmosphérique ou des sueurs abondantes en provoquent. La mer, surtout lorsqu'elle est phosphorescente, produit des éruptions semblables, qui se passent en peu de temps. La température de l'eau entre également pour quelque chose dans la production de ces différentes poussées.

Dans ces modes divers, la poussée des eaux diffère de la scarlatine par la cause, la marche de l'exanthème, la tenue de la fièvre, les symptômes négatifs du côté de la gorge et de la langue, tels que rougeur framboisée du pharynx, concrétions caséiformes des amygdales, papilles linguales hérissées; elle s'en distingue aussi par la desquamation furfuracée, l'absence de l'albuminurie et des accidents divers de la scarlatine.

Érythème congestif scarlatiniforme de l'éthérisation et de la chloroformisation.

On voit souvent survenir des congestions céphaliques dans l'administration des hyposthénisants.

Une coloration rouge-écarlate envahit la figure, les épaules, la face antérieure du thorax et la partie interne des bras, la respiration s'embarrasse, et, si on continue l'administration du chloroforme ou de l'éther, il peut survenir des accidents graves.

Dès que la congestion a cessé, la rougeur peut disparaître avec elle, mais il n'est pas rare de la voir persister quelques heures. Cette rubéfaction affecte la forme de plaques plus ou moins étendues; elle a son importance en ce sens qu'elle indique une gêne extrême de l'hématose : aussi doit-on cesser de donner le chloroforme dès qu'elle prend de l'intensité.

A ce point de vue, elle a une certaine valeur diagnostique et pronostique.

Jamais elle n'est suivie de desquamation.

Description générale.

MARCHE, DURÉE, TERMINAISON.

L'érythème scarlatiniforme peut se représenter sous deux états divers :

1° A l'état simple, idiopathique, vierge de maladie concomitante.

2° A l'état de complication, c'est-à-dire accompagnée d'une autre maladie qu'il précède, qu'il escorte ou qu'il suit. Dans ces conditions diverses, il se montre ordinairement toujours le même ; mais il s'y joint, suivant ces cas, des phénomènes généraux ou locaux dont il importe de tenir compte.

I. *Forme simple.*

Il survient tout d'abord un léger malaise, une lassitude générale, des douleurs vagues erratiques, précédées ou non d'un léger frisson; le pouls est un peu plus rapide, la peau plus chaude qu'à l'état normal. A ces phénomènes s'ajoute parfois une légère diaphorèse, mais plus rarement qu'on ne l'a dit. On remarque encore un peu de soif, une céphalalgie médiocre, la langue est saburrale, l'appétit moins vif, les urines légèrement fébriles. Cet état dure de quelques heures à deux jours au plus. Après ces symptômes précurseurs, et quelquefois sans troubles antérieurs, on voit apparaître, soit d'emblée sur toute l'habitude du corps, soit successivement sur la face antérieure de la poitrine, sur les bras et les cuisses, à leur face interne et externe, ainsi que sur le ventre, une rougeur tantôt pointillée, tantôt sans pointillé scarlatineux, s'effaçant sous la pression, pour reparaître aussitôt qu'on retire le doigt, ou au bout de quelques minutes seulement. Cette rougeur, analogue à la teinte diffuse et framboisée de la scarlatine, peut s'étendre et gagner le dos, le cou, la face et les mains. Nous l'avons observée une seule fois à la figure, deux fois sur le dos des mains, et jamais aux pieds.

Cette coloration n'est ordinairement pas accompagnée de saillie, mais on peut cependant observer en même temps des petites taches proéminentes d'érythème papuleux. L'éruption peut durer pendant quelques heures ou quelques jours. Une fois terminée, les symptômes fébriles, lorsqu'ils ont existé, l'abattement, le malaise, l'état saburral des premières voies, s'amendent et disparaissent.

Il survient, mais non toujours, une légère efflorescence du côté du pharynx qui est un peu plus rouge qu'à l'état physiologique; il s'y joint un peu d'ardeur du gosier, un peu de gêne dans la déglutition.

L'inspection de l'arrière-gorge ne fait pas découvrir la coloration violacée des amygdales, de la luette et du voile du palais, propre à la scarlatine.

Les concrétions caséiformes et la pseudo-membrane des amygdales manquent toujours; l'aspect rouge vif de la langue dépouillée de son épithélium, particulier à la scarlatine, fait absolument défaut.

Au moment de l'efflorescence, il survient, dans quelques cas, une démangeaison vive du côté de la peau; elle cède en général au bout de peu de temps.

Suivant les observations de MM. Gubler et Guéniot, on voit survenir, à la suite de picotements désagréables du côté de la peau, une éruption de vésicules d'une petitesse extrême, sphéroïdales, contenant un liquide d'abord transparent, qui s'épaissit, se trouble et prend une teinte laiteuse ou purulente.

Ces observateurs ont remarqué que si la miliaire se développe au début de l'éruption, les pustules sont ordinairement très-nombreuses, et l'exanthème qui les précède présente une coloration d'autant plus vive et plus accentuée qu'elles doivent être plus confluentes. L'efflorescence cutanée, après avoir persisté soit quelques heures, soit tout au plus trois ou quatre jours, pâlit, l'angine disparaît, et l'on ne retrouve plus de trace de ces phénomènes.

Une desquamation très-légère, furfuracée, survient dans certains cas; dans d'autres, on n'en rencontre point, et tout rentre dans l'ordre.

Durée.

Elle est très-variable et oscille entre quelques heures et trois ou quatre jours tout au plus; le plus souvent, la maladie a une terminaison favorable, surtout dans la forme simple.

On voit donc que l'on peut trouver dans cet exanthème plusieurs périodes :

1° Une d'invasion, débutant par du malaise et finissant au moment de l'efflorescence;

2° Une d'éruption, commençant avec l'ébullition et finissant avec elle;

3° Une de desquamation, qui peut manquer souvent.

Nous allons maintenant insister sur quelques-uns des symptômes dont nous avons parlé dans la description générale.

1° La fièvre débute au moment de la période d'invasion; elle manque fréquemment, et, quand elle paraît, c'est à peine si elle mérite attention; en tous cas, sa durée est très-courte. Dans les observations que nous avons recueillies, le pouls a toujours été peu élevé; une seule fois il est monté à 90, et au début seulement; dans les autres cas, il a été au-dessous, et nous l'avons vu descendre à 60.

Dans les érythèmes avec complication de variole, il est monté plus haut, mais jamais au-dessus de 112, et pendant un jour seulement; bien vite il est descendu. Notons que dans ce cas particulier il y a eu complication de pleurésie, d'érysipèle et de *phlegmatia alba dolens*.

Dans les observations de M. Guéniot, on voit le pouls s'élever jusqu'à 120 et 124 pulsations, mais au début seulement, et il est rapidement descendu à 88-72, et même à 54; on l'a vu ne battre que 48 pendant la dernière période.

Température de la peau. En général, elle n'est pas élevée, et quand elle s'accroît ce n'est pas au début.

L'*angine* apparaît avec l'éruption; elle est ordinairement très-faible, et manque parfois d'une manière absolue.

L'absence de tuméfaction des amygdales, de coloration rouge intense du pharynx et de concrétions caséiformes, ou de pseudo-membranes, l'indolence des ganglions sous-maxiliaires, ainsi que la coloration normale de la langue, différencient cette angine de celle qu'on voit dans la scarlatine.

La *diarrhée,* que M. Guéniot a presque toujours constatée, a constamment manqué dans les cas que nous avons pu étudier.

Les *sécrétions* ne nous ont point semblé altérées. Une seule fois, nous avons remarqué des sueurs profuses pendant deux jours, mais sans l'odeur aigre spéciale à la suette.

Suivant M. Guéniot, le lait diminue un peu de quantité chez les femmes en couches.

L'*éruption* débute soit quelques heures après l'invasion de la maladie, soit tout d'un coup. Elle est parfois générale d'emblée; dans d'autres cas, elle gagne successivement, prenant peu à peu des caractères plus accusés, et passant du rose tendre au rouge sombre. L'exanthème est tantôt rouge, piqueté, comme dans la scarlatine, tantôt simplement rouge.

Certaines parties du corps offrent en même temps ces deux modes de coloration; cette effervescence envahit non-seulement les points où la peau est fine, mais aussi ceux où elle est plus épaisse. On la voit survenir en même temps sur la face *interne* et *externe* des membres, sur le dos; toutefois elle est en général plus marquée en avant.

Cette particularité est très-remarquable, car on sait que la scarlatine est souvent limitée à la face interne des membres, aux points où la peau a le plus de finesse. Les vséicules miliaires, que nous n'avons pas observées, se manifesteraient par poussées successives. On les voit tantôt apparaître fort peu de temps après l'érythème et suivre sa marche, tantôt elles se montrent tardivement.

MM. Gubler et Guéniot en ont cité des exemples.

Lorsque les vésicules apparaissent tôt, elles seraient plus confluentes et plus nombreuses. Du reste, M. Guéniot n'accorde à la miliaire qu'une valeur très-secondaire; il ne la considère que comme une éruption tout accidentelle.

Nous n'avons jamais rencontré les sudamina, mais les observateurs les ont signalés; on n'y attache du reste aucune importance.

La *desquamation* est nulle ou furfuracée. Dans les cas où l'érythème se complique de miliaire, il y aurait deux desquamations l'une succédant à l'érythème, l'autre aux pustules miliaires.

M. Gubler a signalé dans un cas une desquamation par large plaques aux pieds et aux mains, qui nous porte à croire qu'il avait dans ce cas une scarlatine.

II. *Forme compliquée.*

Dans cette variété on retrouve encore les mêmes phénomène

d'invasion que dans la forme simple, mais ils sont souvent plus accentués, car on a tout à la fois et ceux de l'éruption scarlatiniforme et ceux de la maladie qui la complique. Le pouls est alors plus rapide, la peau plus chaude, l'abattement plus grand.

Dans l'érythème qui précède la variole ou qui l'accompagne, on voit, les trois premiers jours, la fièvre d'invasion de la variole se confondre avec celle de l'efflorescence scarlatiniforme.

Le troisième et le quatrième jour, l'éruption érythémateuse se confond encore avec la fièvre d'invasion de la variole.

Le cinquième jour, l'érythème diminue, et la variole apparaît.

Le sixième, l'érythème disparaît, la variole continue sa marche ascendante.

Vers le septième jour, plus de trace de l'érythème, la variole reste seule.

Ces particularités sont le résultat des observations consignées dans la thèse de M. Faivre, qui avait vu une scarlatine là où il n'y avait qu'un érythème scarlatiniforme.

On peut également rencontrer du délire, qui doit alors être attribué à la variole.

On sait en effet qu'il n'est pas rare de le voir naître dans cette fièvre éruptive, tandis qu'on ne le voit jamais dans l'éruption scarlatiniforme simple, excepté chez les enfants, où on l'a vu quelquefois se produire.

L'*éruption*, dans les cas compliqués, et surtout dans la variole, prend une coloration plus intense; elle est d'un rouge-écarlate à son maximum d'intensité, puis elle passe au rouge sombre, et laisse parfois après elle une teinte brune.

Dans quelques cas, on aperçoit sur la surface de la peau, colorée en rouge, de petits boutons à base étroite, conique, dont le sommet contient un liquide lactescent. Ils siégent sur les points colorés, et non en dehors d'eux, et donnent à l'éruption une teinte grise superposée à la teinte écarlate.

M. Moreau a surtout signalé cette particularité ; les inoculateurs n'en font pas mention ; M. Delpech ne les a pas rencontrés, et nous n'avons pas été plus heureux que lui.

Ces vésicules sont en définitive des grains de miliaire ayant une forme un peu spéciale peut-être.

Les *démangeaisons* semblent être moins habituelles dans la forme compliquée que dans la forme simple ; les malades ne se doutent pas que certains points de leur corps ont une coloration rouge très-intense, et ce sont ceux qui les soignent qui attirent le plus souvent leur attention sur ce fait.

Il n'y a jamais de douleur au lieu qu'occupe l'éruption, très-rarement de la tuméfaction, signalée une seule fois par M. Duplay dans un érythème scarlatiniforme, survenu dans un choléra.

On remarque que dans l'hydrargyrie le caractère de l'éruption est plus franchement vésiculeux.

L'époque à laquelle apparaît la rougeur scarlatiniforme n'a rien de bien fixe : souvent les symptômes de la période d'invasion se confondent avec l'éruption, tout survient en même temps, ou bien il arrive aussi qu'on ne la voit survenir que deux jours après l'invasion de la maladie.

Au bout de deux ou trois jours, l'efflorescence acquiert son summum d'insensité, puis elle décroît avec rapidité.

L'apparition des pustules de variole a toujours lieu avant la disparition de l'érythème.

Les inoculateurs disent avoir vu cet érythème apparaître avant l'inoculation, et de nouveau encore au moment de l'inoculation (voir l'obs. 14 de Dimsdale).

SIÉGE.

Il n'est pas fixe, toutes les parties du corps peuvent être envahies par l'ébullition, mais son point de prédilection est en avant, comme dans la forme simple. On la rencontre particulièrement au ventre, à la partie supérieure des cuisses, dans l'érythème variolique; M. Moreau l'a vue affecter la forme d'une ceinture.

Si l'éruption se manifeste au visage, ce qui est assez rare, elle apparaît en même temps sur d'autres points.

Les *sécrétions* ne sont pas troublées dans la majorité des cas; on a cependant observé un peu de ptyalisme et de la constipation dans l'érythème variolique, le ptyalisme seulement dans l'hydrargyrie. Dans les cas où l'érythème succède à l'insertion des substances médicamenteuses ou toxiques, les accidents déterminés par ces substances apparaissent en même temps que la rougeur.

Ainsi, dans les observations d'érythème belladoné, on a vu une vive irritation du col de la vessie et des voies urinaires, de l'ardeur de la gorge, des troubles de la vue et de la voix, ainsi que des accidents nerveux, tels que des convulsions.

La *desquamation* n'est pas plus fréquente que dans la forme simple, elle est toujours furfuracée quand elle a lieu; plusieurs observateurs insistent sur son manque absolu.

Dans les cas d'érythème scarlatiniforme hydrargyrique, on peut voir survenir de l'eczéma consécutif.

Du reste, le tempérament et l'âge des malades, suivant le plus ou moins de prédominance de l'élément lymphatique, jouent ici leur rôle dans l'apparition de l'eczéma.

ÉPIDÉMICITÉ, CONTAGION.

L'exanthème scarlatiniforme ne nous a point paru épidémique dans les cas que nous avons observés; l'ensemble de nos observations est du reste trop restreint pour que nous puissions formuler une opinion à cet égard. M. Guéniot reste également dans la même réserve. Les anciens au contraire avaient reconnu un caractère franchement épidémique dans les exanthèmes scarlatiniformes, qu'ils ont décrits sous le nom de *miliaires*. Les observations modernes sont encore trop peu nombreuses pour affirmer qu'il n'en est plus de même aujourd'hui.

Cette maladie ne nous a jamais semblé transmissible par contagion, et M. Guéniot n'a point vu la maladie se propager de la mère à l'enfant, même quand celui-ci continuait de prendre le sein maternel.

Ce caractère est certainement de la plus haute importance au point de vue du pronostic et du diagnostic, et sépare d'une façon tranchée l'érythème scarlatiniforme de la scarlatine, contagieuse au plus haut degré.

DIAGNOSTIC.

Il est complétement impossible de porter un diagnostic au début, pendant la première période, alors qu'il existe simplement du frisson, du malaise et de la courbature, accompagnés de quelques troubles gastriques, de céphalalgie et d'une accélération du pouls plus ou moins notable.

La plupart des maladies ont des symptômes d'invasion si généraux, si peu distincts, qu'on ne peut se faire une idée nette de ce qui va se déclarer.

Arrive la deuxième période, caractérisée par l'efflorescence à aspect rosé, diffus, pointillé, avec angine légère, sans rougeur intense de la gorge, sans tuméfaction notable des amygdales, sans concrétions caséiformes, sans enduit pultacé du pharynx, avec langue normale, ne présentant point cette rougeur intense, cette saillie des papilles, spéciale à la scarlatine. Point de symptômes généraux graves, rien de remarquable du côté du pouls ni de la chaleur de la peau. A la troisième période, absence ordinaire de desquamation, qui, lorsqu'elle existe, se présente sous forme furfuracée, et non en plaques ou en écailles larges, aspect non vermissé de la peau, manque de douleurs rhumatoïdes et d'infiltration, état normal de l'urine. Tels sont les caractères que présente l'érythème que nous avons étudié, caractères qui nous semblent le séparer nettement des maladies avec lesquelles on pourrait le confondre à un examen superficiel. Les maladies, telles que la suette miliaire, la rougeole, la variole, la scarlatine, etc., présentent des symptômes tranchés que nous allons successivement passer en revue pour montrer quelle est la distance qui les sépare de notre érythème.

Dans la *suette miliaire,* l'éruption est parfois identique à celle de l'érythème scarlatiniforme; mais les sueurs profuses, souvent fétides, qui l'accompagnent, les symptômes réactionels parfois très-intenses, la constriction épigastrique douloureuse, les palpitations, ne s'observent pas dans l'érythème scarlatiniforme. La période d'invasion de la suette est plus longue, et l'angine légère n'y est pas habituelle.

La *rougeole* s'annonce par de la fièvre, accompagnée de symptômes de catarrhe, existant simultanément du côté des muqueuses oculaires, nasales et bronchiques; puis, vers le troisième ou le quatrième jour, apparaissent des taches *visibles d'abord à la face, au menton et aux joues,* n'envahissant que plus tard les membres et l'abdomen. La forme très-irrégulière de ces taches, dont la coloration n'offre plus l'aspect rosé diffus de notre érythème, mais bien des nuances diverses un peu marbrées, les symptômes de catarrhe qui tendent à se localiser, la toux férine caractéristique, la présence de râles divers dans la poitrine; plus tard encore, la desquamation spéciale à la face, les crachats opaques, floconneux, déchiquetés, nageant dans un liquide trouble, ou uniformément purulents et nummulaires, ou encore striés de lignes opaques et semblables à ceux de la phthisie à la deuxième période; toutes ces particularités diverses sont spéciales à la rougeole, elles ne permettent pas de la confondre un seul instant avec l'érythème scarlatiniforme.

La *variole* débute le plus souvent subitement avec un appareil fébrile intense, s'accompagne de céphalalgie, d'envies de vomir, et souvent de douleurs très-vives dans les lombes.

Dans le rash, la fièvre qui précède l'éruption est moins forte ; il y a moins d'abattement, d'inquiétude, d'agitation ; les douleurs de tête, de reins, sont souvent nulles, et, si elles existent, elles sont bien moins considérables. Nous avons vu que l'érythème précédait souvent l'éruption de la variole et l'accompagnait aussi ; alors les symptômes d'invasion de la variole et de l'érythème se confondent et acquièrent une intensité plus forte que dans l'érythème simple.

Arrive l'éruption : elle est caractéristique ; les plaques rouges de l'érythème scarlatiniforme sont lisses, piquetées, planes, sans saillie ; dans la variole, au contraire (*où l'éruption a commencé par la face d'abord*), l'œil voit et le doigt sent au centre des taches une petite élevure papuleuse, dure et pointue, présentant quelquefois, dès le début, un point vésiculeux.

Dès le quatrième jour, les saillies de la variole, entourées d'une auréole rouge, augmentent de volume ; elles sont résistantes, et à leur centre on aperçoit une dépression circulaire qui existe en général dès le troisième jour.

Vers la même époque (quatrième jour), apparaissent le ptyalisme et l'enflure de la face. Inutile d'insister plus longtemps sur ces différences.

L'*érythème papuleux*, avec ses plaques saillantes, d'un rouge violacé, développées à des endroits déterminés, ne peut être pris pour de l'érythème scarlatiniforme ; mais il s'y mêle quelquefois, ainsi que nos observations en contiennent des exemples.

L'*urticaire*, constitué par des plaques saillantes, dures, blanchâtres, avec une auréole rouge plus ou moins étendue, avec ses démangeaisons excessives, irrésistibles, la mobilité extrême de son éruption, présente des caractères assez tranchés pour que l'on ne puisse tomber dans la confusion.

L'*eczema rubrum*, à sa première période, pourrait peut-être prêter à l'erreur ; mais bientôt naissent des vésicules qui, par leur confluence, ne tardent pas à se réunir, à se confondre, à former de véritables bulles.

La *roséole syphilitique*, par ses taches rouges, puis rose-chine, non confondues entre elles, donnant, par leur entremêlement avec les parties de peau saine qui les séparent, l'aspect d'une véritable marbrure ; par l'absence ordinaire de démangeaison, de fièvre, et la coïncidence des ganglions postcervicaux et des plaques muqueuses que l'on rencontre souvent en même temps, ne laisseront pas un instant place au doute.

Nous arrivons maintenant au point véritablement délicat, au diagnostic à faire entre la scarlatine et l'exanthème scarlatiniforme.

Les deux maladies présentent des analogies et des différences.

Analogie entre l'érythème scarlatiniforme et la scarlatine.

1° Les deux maladies commencent d'ordinaire par quelques phénomènes généraux, tels que frisson, fièvre, malaise, céphalalgie.

2° Toutes deux offrent une éruption spéciale rosée, diffuse, pointillée ou uniforme.

3° L'angine se rencontre dans l'une comme dans l'autre.

4° Il n'est pas rare de voir des vésicules miliaires se développer dans l'érythème scarlatiniforme ; on en voit également dans la scarlatine (plus fréquemment toutefois).

5° On peut, dans l'une et l'autre, trouver de l'albumine et de la diarrhée.

6° La desquamation se rencontre également dans les deux.

Ces analogies sont manifestes, mais les différences ne le sont pas moins ; nous allons les mettre en saillie dans un tableau spécial.

Différences entre la scarlatine et l'érythème scarlatiniforme.

Scarlatine.	*Érythème scarlatiniforme.*
1. Phénomènes généraux d'invasion *souvent très-intenses.*	1. Phénomènes d'invasion légers.
2. Éruption affectant *particulièrement* les régions où la peau est fine, comme les aines, la face interne des membres.	2. L'éruption affecte indifféremment les régions recouvertes d'une peau fine ou épaisse, la face externe des membres, aussi bien que leur face interne.
3. Éruption fréquente au visage, ainsi qu'aux mains et aux pieds.	3. Très-rare au visage, ainsi qu'aux extrémités des membres.
4. Tuméfaction à peu près constante du visage, des mains et des pieds.	4. Pas de tuméfaction de ces parties (une seule fois observée au visage).
5. Pouls le plus souvent très-fréquent, allant jusqu'à 130, 140 et plus.	5. Pouls modéré, souvent normal, élevé seulement dans les cas de complications.
6. Chaleur, sécheresse de la peau très-grande.	6. Chaleur modérée de la peau, sécheresse nulle.
7. Angine ordinairement accompagnée d'une tuméfaction assez considérable des amygdales et du voile du palais, ainsi que d'une exsudation blanche, caséiforme ou pultacée.	7. Angine sans tuméfaction notable des amygdales et du voile du palais; jamais de concrétions caséiformes. (Enduit pultacé dans la diphthérie seulement.)
8. Ganglions sous-maxillaires souvent engorgés et douloureux.	8. Absence de gonflement et de douleur de ces ganglions.
9. Langue rouge, puis dépouillée, avec papilles rouges hérissées (phénomène constant).	9. Jamais de desquamation ni de rougeur notable de la langue.
10. Desquamation épidermique presque constante, et en certains points par écailles larges ou par grandes plaques.	10. Desquamation épidermique souvent nulle, et toujours très-fine lorsqu'elle existe.
11. Pronostic grave. Terminaison souvent funeste.	11. Pronostic bénin. Terminaison jamais mortelle, à moins de complications.

12. Complications très-fréquentes.	12. Complications rares.
13. Accidents de la période de décroissance assez souvent observés (anasarque, rhumatisme).	13. Jamais d'accidents observés.
14. Contagion reconnue au plus haut degré.	14. Pas un seul exemple de contagion.

Nous n'accordons pas à tous ces caractères la même importance; mais l'absence d'origine notable et de concrétions caséiformes des amygdales, l'aspect normal de la langue, le manque de tuméfaction des tissus, le siége de l'éruption, le défaut d'accélération notable du pouls, offrent, selon nous, des signes différentiels de premier ordre.

Un point sur lequel nous n'avons pas insisté, la présence ou l'absence de la miliaire, mérite une mention spéciale. On a fait de cette éruption un caractère important au point de vue du diagnostic de la scarlatine: il est vrai qu'elle lui est habituelle, mais on le rencontre aussi dans beaucoup d'autres maladies.

Nous ne lui accordons qu'une valeur conditionnelle. Sa présence nous ferait soupçonner qu'il peut y avoir une scarlatine, mais nous ne l'affirmerions certainement pas. Il faut rapprocher les symptômes divers, les comparer, et faire surtout attention à l'état général et à la marche de la maladie.

Il en est de même dans presque toutes les affections: un seul symptôme n'a pas par lui-même, le plus souvent, assez de valeur pour primer tous les autres.

M. Bouchut a donné un signe diagnostique de la scarlatine auquel il attache une certaine importance : pour ce praticien distingué, l'exanthème scarlatineux a cela de caractéristique qu'il disparaît momentanément et passagèrement, pendant une minute ou deux, par la friction de la peau.

Il suffit, dit-il, de tracer très-légèrement avec le bout du doigt ou avec l'ongle une raie sur un exanthème douteux, pour faire apparaître, dans le cas de scarlatine, *une rayure blanche*, qui ne se produit sur aucun autre exanthème. Ce serait là un phénomène d'ordre vital, qui résulterait de la contractilité des capillaires mise en jeu sous l'influence du frottement, contractilité exagérée qui chasse momentanément le sang de leur intérieur.

Suivant M. Bouchut, il ne se fait rien de semblable dans la rougeole, l'érysipèle et les autres éruptions cutanées, parce que, dans ces affections, les capillaires à demi paralysées sont peu contractiles. On peut, à la vérité, par la pression, chasser le sang des capillaires et obtenir une tache blanche ; mais c'est là une action purement mécanique, et aussitôt que la pression cesse, la rougeur disparaît. Heim, dans son travail sur le diagnostic de la scarlatine, de la rubéole et de la rougeole (*Journal d'Hufeland*, livraison, 3 mars 1812), avait déjà signalé quelque chose de semblable.

« Dans la scarlatine, dit-il, une pression du doigt sur la peau la fait apparaître toute blanche, et lors du retour de la rougeur on ne voit plus le pointillé ; dans la rubéole au contraire, on voit aussi la peau devenir blanche, mais le pointillé revient vite de la périphérie au centre du point comprimé. »

Au moment où nous prenions nos observations, notre attention n'était point spécialement attirée sur ce symptôme, que nous ne connaissions point. On verra cependant que, dans l'observation 9, qui est bien un érythème scarlatiniforme et non une scarlatine, nous avions remarqué la lenteur avec laquelle la rougeur de la peau revenait après la pression du doigt.

Ce symptôme n'a pas été accepté par tous les médecins comme pathognomonique ; nous n'avons pas à discuter sa valeur, ne l'ayant point étudié d'une façon spéciale ; nous tenions toutefois à le signaler en attendant que l'observation ultérieure prononce sur son plus ou moins d'importance.

Nous avons rencontré quelques cas où le diagnostic a été en défaut ; on avait cru tout d'abord à un érythème scarlatiniforme, à cause de l'absence des phénomènes généraux de la scarlatine ; mais, à un moment donné, des symptômes plus tranchés se sont montrés, la miliaire, les douleurs des articulations, si fréquentes dans la scarlatine, et la desquamation spéciale qui lui est propre.

Nous citerons une seule des observations que nous avons prises ; elle est assez concluante pour se passer de commentaires.

OBSERVATION XX.

Éruption prise d'abord pour un érythème scarlatiniforme ; symptômes tardifs de scarlatine.

Le 3 décembre, est entrée à l'hôpital Saint-Louis, salle Saint-Ferdinand, n° 25, service de M. Hardy, la nommée Caroline S....., âgée de 24 ans.

Cette femme, de forte constitution, à cheveux noirs, nous dit s'être toujours bien portée ; elle n'a gardé le souvenir d'aucune indisposition l'ayant obligée à garder le lit. Réglée à 15 ans, la menstruation a toujours été régulière et abondante.

Le jour même de son entrée, elle accouche, à terme, d'un enfant bien constitué.

Jusqu'au 5 décembre, rien de particulier.

A cette date, la malade éprouve, dans la journée, un sentiment général de prurit et de démangeaison à la peau.

Le 6, plus de démangeaison, pouls à 100. La malade nous dit avoir eu des sueurs profuses dans la nuit.

Les mains présentent, à leur face dorsale et palmaire, un piqueté semblable à des morsures de puce, avec mélange de petites taches papuleuses ; le tout accompagné d'une rougeur diffuse générale.

Rien aux aisselles ; le thorax est légèrement rouge ; le ventre est couleur d'écrevisse cuite ; les cuisses sont très-rouges, ainsi que les genoux, à leur face interne et externe.

Les jambes n'offrent pas de coloration anormale. Absence complète de miliaire et de sudamina. La main, promenée sur la peau, sent une chaleur intense des téguments; mais elle n'éprouve pas l'impression de rudesse et de peau de chagrin, remarquable dans la scarlatine. Les muqueuses ne sont point prises; ni larmoiement, ni injection des globes oculaires; pas d'épistaxis, pas de trace de catarrhe pulmonaire.

Signes complétement négatifs à la percussion et à l'auscultation.

Langue un peu saburrale, mal de gorge à peine sensible pour la malade, très-légère rougeur des piliers du pharynx, amygdales normalement colorées, sans concrétions caséiformes ou pseudomembranes.

Face nette à coloration normale.

7 décembre. Pouls à 100, chaleur assez notable de la peau. Ventre moins rouge que la veille, avec sentiment de démangeaison. Légère rougeur aux genoux, à leur face interne et externe; encore un peu de rougeur au pli des coudes et aux mains. Langue nette, très-légère teinte rouge du pharynx, sans concrétion sur les amygdales. Pas de mal de gorge. Absence de miliaire et de sudamina, pas de larmoiement, la toux, le catarrhe pulmonaire et l'épistaxis, font complétement défaut.

Face nette à la coloration physiologique. L'enfant, qui couche avec sa mère et qui prend le sein, n'a pas d'éruption et se porte bien.

La malade a autant de lait que ces jours derniers.

Le 8, pouls à 90, peau chaude; pas de catarrhe pulmonaire ou autre, pas de toux; rien à la percussion ni à l'auscultation.

Ventre très-rouge, de couleur foncée; les cuisses ont la même teinte.

Mains tachetées de petits points papuleux, ainsi que les avant-bras; jambes indemnes de toute éruption.

Le thorax a sa coloration normale, le bras également. Le cou présente de petites plaques rouges diffuses. La coloration du cou n'est pas aussi accusée que celle du ventre et des cuisses.

Langue bien nette sur les bords, avec bande blanche au centre ne présentant point l'aspect de la langue scarlatineuse avec ses papilles hérissées.

Coloration naturelle du pharynx, avec absence de mal de gorge. Pas de concrétions sur les amygdales, pas de sudamina, pas de miliaire.

La malade ressent quelques étourdissements. Les urines, traitées par la chaleur et par l'acide nitrique, ne donnent aucun précipité. L'enfant, qui couche avec sa mère, n'a aucune éruption et se porte bien.

Le 9. Pouls à 68, peau à chaleur normale, état général excellent. Pas de toux, pas de catarrhe; absence de larmoiement et d'épistaxis. Pharynx à coloration ordinaire, sans douleur ni concrétions. Langue rouge sans papilles hérissées, comme dans la scarlatine.

Rougeur encore assez marquée sur le ventre, la poitrine et les bras, peu manifeste aux points précédemment envahis.

Miliaire sur le ventre. Les urines, traitées par la chaleur et par l'acide nitrique, ne donnent rien. Jusqu'à ce jour, on avait cru à un érythème scarlatiniforme, à cause de l'absence des caractères pathognomoniques de la scarlatine, mais la présence de la miliaire fait concevoir des doutes et on attend.

Le 10. Pas de fièvre, peau à chaleur normale; *langue partout uniformément très-rouge, avec papilles légèrement saillantes*. Absence de mal de gorge, de toux, de catarrhe, de larmoiement et d'épistaxis.

Miliaire en abondance sur le ventre, avec commencement de desquamation furfuracée; rudesse spéciale de la peau au frôlement de la main. Il existe encore quelques points rouges sur les bras, nulle part ailleurs.

Douleurs arthritiques dans les poignets; l'enfant tette bien; absence de fièvre chez la mère et l'enfant.

Le 11. Plus de rougeur; douleurs très-vives des poignets et des bras; desquamation très-légère, toujours un peu miliaire; rien de nouveau du côté de la gorge.

Le 12. Miliaire persistante; desquamation légère; les douleurs des bras et des poignets persistent.

Le 13. Les douleurs arthritiques ont complétement disparu aujourd'hui; desquamation très-abondante sur le ventre et par larges plaques, pas de desquamation autre part.

Les urines donnent un peu de précipité albumineux à la chaleur.

Le 14, rien de nouveau. Au bout de quelques jours, la malade sort, sur sa demande formelle, présentant des symptômes marqués d'albuminurie et de desquamation générale par larges écailles et par plaques.

PRONOSTIC.

L'érythème scarlatiniforme paraît être une maladie en général très-bénigne. Malgré l'intensité et la confluence de la rougeur cutanée, on ne la voit, le plus souvent, compliquée d'aucun symptôme grave. Les inoculateurs avaient remarqué que la variole qui était précédée ou accompagnée de cet exanthème avait presque toujours une issue heureuse; les observations modernes corroborent celles des anciens.

La diarrhée qui accompagne quelquefois l'exanthème, l'angine, voire même l'albuminurie légère, ne paraissent offrir aucune gravité dans la majorité des cas, si ce n'est pourtant dans la puerpéralité, où les dérivations intestinales trop copieuses peuvent apporter un trouble fâcheux dans la lactation.

TRAITEMENT.

L'efflorescence scarlatiniforme étant le plus souvent exempte de toute gravité, il serait hors de propos de chercher à lui opposer une thérapeutique active. Les règles bien entendues d'hygiène feront tous les frais du traitement dans la forme simple, indemne de toute complication. Une alimentation modérée, des boissons rafraîchissantes, une température douce, de 16 degrés centigrades environ, l'abstinence complète des échauffants et des sudorifiques, seront recommandées au malade.

Le médecin laissera donc le plus ordinairement à la nature l'honneur d'une guérison qu'une intervention intempestive et mal entendue pourrait compromettre, réservant les ressources de la thérapeutique pour les cas où des maladies intercurrentes apparaîtraient dans le cours de l'efflorescence. Ces moyens, proportionnés à l'urgence et à la nature des indications, ne peuvent être réglés à l'avance; ils varieront suivant les cas et doivent être laissés à la sagacité et à l'inspiration du médecin traitant.

ANATOMIE PATHOLOGIQUE.

La bénignité ordinaire des cas que nous avons relatés ne nous a point offert l'occasion de faire des autopsies.

M. Blot, qui a observé de nombreux cas d'érythème scarlatiniforme, en 1848, à l'hôpital de la Maternité, a vu deux fois l'éruption disparaître subitement et être suivie d'accidents cérébraux et de mort.

On trouva à l'autopsie une injection vive de la pie-mère et un léger dépoli de l'arachnoïde. La substance cérébrale était plus molle qu'à l'état normal, un piqueté rouge manifeste se voyait à la surface des coupes du cerveau; les ventricules contenaient une certaine quantité de liquide citrin (communication orale de M. Blot).

Physiologie, causes et nature des érythèmes scarlatiniformes.

Les auteurs qui ont décrit les éruptions miliaires dont nous avons rapproché les exanthèmes scarlatiniformes professaient des opinions diverses sur les causes de ces éruptions.

Hamilton, Fordyce (au rapport de Planchon, *Dissertation sur la miliaire des femmes en couches,* § 3), Chambon de Monteaux (*Maladies des femmes*), adoptent cette manière de voir.

Gastellier partage les mêmes errements, et il reconnaît pour cause principale la matière de la transpiration, retenue et rendue plus âcre ; il nie toutefois que la matière morbifique soit acide, quoique son odeur le soit.

D'autres mettent en cause une lymphe corrompue et la viciation du sérum du sang.

On compte parmi eux F. Hoffmann (*Med. ratio. system.*, t. IV, cap. 9, p. 1), Vogel (*Histoire de la Société royale de méd.*, p. 529; 1776), Planchon (*Dissertation sur la miliaire des femmes en couches,* § 9).

Allioni, Störck, Mathieu Collin et Molinari, ne partagent pas leur avis.

Une constitution épidémique spéciale et un stimulus caché dans l'air les provoquent, suivant Quarin (*Meth. medend., Febr.*, cap. 6, p. 78), Baroldi, Van Swieten, Antoine des Augustins, Félix Asti et Borsieri ; ce dernier prend même très-vivement à parti les médecins de Paris, qui ne voulaient voir dans les miliaires qu'une maladie symptomatique, et il s'écrie :

« Mais tout récemment, et comme ennuyés de l'opinion communément reçue et la plus vraie, la plupart des médecins de Paris, *race changeante et amoureuse de la nouveauté,* ont peu à peu adopté l'avis qui tient les exanthèmes miliaires des femmes en couches pour différents des exanthèmes communs et épidémiques, et les considèrent seulement comme symptomatiques » (Borsieri, traduit de Chauffard, t. II).

Plus récemment, dans son mémoire sur les éruptions sudorales, M. Duclos reprend en partie les opinions des anciens, qui attribuent à la sueur viciée le rôle prééminent dans la genèse des éruptions. Tout d'abord il admet que les sueurs normales exagérées peuvent produire l'éruption, et, selon lui, deux causes président alors au développement de l'éruption.

L'une vitale, qui n'est que l'excès d'activité de la peau; l'autre, physique, la déposition à la surface cutanée d'une grande quantité de sels contenus dans la sueur.

Elles sont le plus souvent réunies, dit-il, mais une seule peut suffire.

Dans un second ordre de faits, et c'est ici qu'il emprunte aux anciens, il considère les érythèmes comme produits par des sueurs altérées, avec ou sans exagération dans leur quantité, et il reconnaît que la sueur s'altère dans trois conditions :

1° Dans le cours d'une maladie soit aiguë, soit chronique, dans laquelle la sueur prend des qualités irritantes. Exemple : résorptions purulentes, diathèses, suppurations.

L'exanthème vaccinal, la miliaire des femmes en couches, rentrent dans ce cas.

2° A la suite de l'absorption de certains médicaments : opium, copahu, belladone.

3° Après l'ingestion de certains aliments : poissons, coquillages, etc.

Ces idées nous semblent vraies en partie. Il est bien évident que, dans certaines conditions, les sueurs acquièrent des qualités nouvelles, que les réactifs chimiques peuvent faire constater. Malheureusement ces cas sont rares et encore bien mal définis.

On voit quelquefois la sueur prendre l'odeur de la substance ingérée : celle-ci a donc été transportée directement dans le réseau cutanée. La contre-épreuve est possible à faire pour quelques produits, et, en appliquant directement la substance sur la peau, on obtient des effets analogues. Voilà pour les éruptions accompagnées de sueurs; mais, dans l'érythème scarlatiniforme, les sueurs sont relativement rares: il faut bien alors invoquer une autre raison.

Puis, même en attribuant à la sueur ce rôle, ne peut-on pas admettre, ainsi que cela a été avancé, que les principes qu'on suppose déterminer l'éruption, apportés directement par le réseau capillaire sanguin dans le tissu de la peau, comme ils le sont parfois dans le tissu cellulaire et les os, pourraient déterminer une éruption à sa surface sans passer par les glandes sudoripares et leurs canaux.

D'un autre côté, l'érythème scarlatiniforme, qui naît en dehors des maladies en l'absence de l'ingestion des substances médicamenteuses ou toxiques, apparaît souvent aux époques de l'année peu favorables à la diaphorèse, et alors on s'expliquerait mieux l'idée d'un mouvement fluxionnaire à la peau que celle d'une poussée sudorale. Or, comme nous l'avons vu, ces éruptions siégent assez souvent aux avant-bras, aux jambes, là où la sueur est d'ordinaire moins abondante, qu'à la poitrine et à la face.

On peut donc admettre que la sueur est une cause propre à aider le développement de l'éruption, mais non une condition *sine qua non*. Envisagées dans le choléra par exemple, ces éruptions ont-elles, comme on l'a dit, le caractère d'une crise, et le sujet guérit-il parce qu'une congestion se manifeste vers la peau, ou la congestion se manifeste-t-elle parce que le sujet tend à guérir?

La coïncidence qu'on a cru remarquer entre l'éruption et la fin de la période de réaction du choléra semble prouver que cet exanthème est simplement le résultat d'un afflux sanguin anormal survenant après une gêne excessive de la circulation. En définitive, la cause de ces éruptions n'est pas une, exclusive ; on ne peut toujours l'attribuer à un mouvement réactionnel.

Nous pensons donc que toutes ces causes diverses entrent pour quelque chose dans leur production, et nous croirions volontiers qu'un état particulier du sang, des conditions de circulation générale, difficiles à préciser, prédisposent les sujets à des éruptions éliminatrices presque toujours semblables dans les maladies les plus variées.

Importance de l'érythème scarlatiniforme au point de vue des récidives de scarlatine.

Les scarlatines ont pour caractère général de ne présenter jamais, ou presque jamais, de récidives.

Stoll, Hoffmann, Bangs, Kreysig, Fischer, Streglitz, prétendent que jamais la scarlatine n'attaque deux fois le même individu.

Willan, sur deux mille cas, n'a jamais rencontré une seule exception à cette règle; Rosen affirme que pendant une pratique de quarante ans il n'en a pas vu un seul exemple.

Ces auteurs attribuent ces prétendues récidives à des erreurs de diagnostic ou à un retour de l'exanthème, qui, après avoir disparu, se ranime parfois au bout de quelques jours, phénomène signalé par les anciens sous le nom de *reversio*.

Le Dr Hamilton, dans ses recherches sur l'épidémie de scarlatine et d'hydropisie qui a régné à Édimbourg pendant l'automne de 1832 (*Medical and surgical journ.*, janvier), signale un cas semblable confondu avec une récidive vraie.

Cependant des auteurs du plus grand mérite ont signalé des faits que l'on regarde généralement comme authentiques; Bücker, MM. Rayer, Rilliet et Barthez, en citent quelques rares observations.

Jahn a été plus loin, il a prétendu qu'une même personne avait éprouvé dans sa vie sept atteintes de scarlatine, et, pour renchérir encore, Henrici parle de dix-sept.

N'y a-t-il pas eu méprise dans certains de ces cas? N'a-t-on pas confondu l'éruption que nous avons décrite avec la scarlatine vraie?

La chose nous paraît possible, sinon probable.

En nous rapportant à l'observation d'érythème à récidives que nous avons citée, on partagera peut-être notre avis, et l'on concevra quelques doutes sur la légitimité du diagnostic de quelques-uns des cas qui sont connus de la science. Nous sommes loin de vouloir dire que la récidive n'existe jamais ; la fièvre typhoïde récidive bien, quoique rarement ; mais nous croyons que ces déviations de la règle ordinaire ne doivent être acceptées qu'avec réserve et une incrédulité conditionnelle.

Incompatibilité des actions morbides, complications des fièvres éruptives entre elles.

Les ouvrages de pathologie parlent des complications des fièvres éruptives les unes par les autres : Vogel, Macbride, de Haen, Roux, Baudelocque, Spadafora, MM. Rufz, Rilliet et Barthez, etc., ont cité des cas où l'on avait vu la scarlatine, la variole, se réunir à la rougeole. On a dit que lorsque les deux maladies se développent simultanément la rougeole est presque toujours modifiée, qu'elle est anormale, irrégulière, tandis que la scarlatine ou la variole suit sa marche habituelle ; que parfois aussi les deux maladies, réagissant l'une sur l'autre, sont modifiées toutes les deux. Considérés en bloc, ces faits n'éclairent pas suffisamment la question.

Si par complication on veut dire qu'une fièvre éruptive peut succéder à une variole ou la précéder dans un temps très-court, si on accepte que la succession soit immédiate, rien de plus clair ; ces faits sont manifestes et incontestables.

Mais si, par complication, on veut dire que deux fièvres éruptives surviennent chez le même sujet en même temps, et que les deux éruptions parcourent leurs périodes simultanément, d'une façon régulière et indépendante, nous croyons que la chose est moins bien établie qu'elle n'en a l'air, et, sans *rien nier le moins du monde,* nous pensons que le nombre de ces cas doit être singulièrement restreint, si rares d'ailleurs qu'en soient les observations.

On peut ranger les faits cités dans deux catégories distinctes :

Dans la première, nous admettrons ceux dans lesquels, une fièvre éruptive venant à se greffer sur un sujet qui est déjà en puissance d'une autre fièvre éruptive, l'une des deux fièvres suspend sa marche, pour la reprendre lorsque l'autre aura suivi son cours.

Dans une seconde catégorie, nous placerons les cas cités comme preuves de fièvres éruptives se compliquant mutuellement et marchant côte à côte, chacune d'elles gardant son individualité propre.

Les auteurs du siècle passé regardaient les complications simultanées des fièvres éruptives entre elles comme exceptionnelles. Diemerbroeck, dans son traité *de Variolis et morbillis* (*Opera omnia;* Genève, 1687), cite un seul cas dans lequel les deux maladies survinrent ensemble. Son fils remarque, en passant, qu'il n'a jamais rencontré une coïncidence pareille plus de deux fois dans sa pratique. Mais le récit de Diemerbroeck est un peu confus dans certaines parties, et, comme le dit fort bien Adams (*Observations on morbid poisons*), il faut se demander si cet observateur n'a pas confondu avec la rougeole une efflorescence générale qui survient souvent dans les varioles et les autres exanthèmes, mais qui n'est point la rougeole.

Sydenham, ce grand observateur, croyait à l'influence des constitutions médicales les unes sur les autres et à l'incompatibilité des maladies entre elles : « Nous avons vu, dit-il, qu'au commencement des deux années précédentes, il y eut une maladie fort épidémique, savoir : la rougeole au commencement de 1670, et la fièvre tierce au commencement de 1671. Ces deux maladies, étant les dominantes, affaiblissaient les petites véroles et les empêchaient de s'étendre beaucoup pendant ce temps-là. Mais, au commencement de 1672, *les petites véroles, n'ayant plus d'obstacles et se trouvant les seules dominantes,* devinrent très-épidémiques et régnèrent jusqu'au commencement de juillet, que les fièvres dysentériques revinrent, etc.

« Au reste, quand je dis que les maladies épidémiques se succèdent l'une à l'autre, *et se chassent mutuellement comme un clou chasse l'autre,* je ne prétends pas dire que la maladie qui cède la place à l'autre disparaît entièrement, mais seulement qu'elle est plus rare. » (Sydenham, *Constitution épidémique de* 1669.)

Plus loin : « Les petites véroles commencèrent presque en même temps que les rougeoles ; savoir : les premiers jours de janvier 1670, et quoiqu'elles ne fussent pas si épidémiques, elles ne laissèrent pas de les accompagner tout le temps qu'elles subsistèrent ; elles durèrent même après la cessation des rougeoles pendant le reste de cette constitution » (Sydenham, *Petites véroles irrégulières*, an 1670, 71, 72, trad. de Jault).

Il est remarquable que Sydenham ne cite jamais de complication de ces deux maladies survenant en même temps sur un même sujet; on peut induire de son silence qu'il n'a point observé le fait.

Les anciens avaient bien remarqué que les épidémies varioleuses succédaient très-communément à celles de rougeole; mais il n'est pas péremptoirement démontré que ces deux virus sévissant épidémiquement se soient alliés dans la même constitution, de manière à faire cause commune, à réunir leurs effets et à déployer leurs forces virulentes absolument en même temps, sans aucune déviation. On a observé que la fièvre avait été commune, mais l'éruption de la variole a presque toujours été suspendue jusqu'après celle de la rougeole.

Dezoteux dit avoir vu des exemples semblables ; en voici un des plus remarquables qu'il a suivi avec Valentin :

OBSERVATION XXI.

En 1789, nous inoculons en même temps et avec la même matière, dans une maison isolée, près de Nancy, la femme d'un lieutenant-colonel au ci-devant régiment du Roi infanterie, Mme de Balivière, ses deux enfants, dont une fille âgée de 4 ans et un garçon de 5 ans, avec celui du jardinier de la maison, âgé d'environ 7 ans.

Le quatrième jour, les signes de l'infection locale étaient certains chez ces inoculés. Au commencement du sixième, le petit jardinier fut atteint d'une fièvre violente, d'accablement, de douleurs de tête et dans tous les membres, avec assoupissement, les yeux rouges et larmoyants. Cet état dura trois jours, pendant lesquels il fut très-malade, vomissant quelquefois et refusant de prendre aucune boisson.

L'éruption de la rougeole commença vers la fin du troisième jour, continua pendant trois autres, couvrit abondamment toute la surface de la peau, et réalisa l'opinion où nous étions que ce n'était pas encore l'effet de l'inoculation.

La malade se trouva beaucoup mieux pendant le cours de l'éruption, et elle était sans fièvre au septième jour. Nous examinâmes avec attention les piqûres jour par jour; elles ne firent aucun progrès depuis l'invasion de la fièvre jusqu'au septième jour ou le onzième de l'insertion.

Alors elles commencèrent à se ranimer; la desquamation s'opérait à la face et au corps. Le lendemain, les places de l'insertion étaient plus enflammées, et les symptômes de la fièvre, de la petite vérole, se manifestèrent.

Cette fièvre dura près de trois jours, à la suite desquels commença l'éruption varioleuse, qui fut très-discrète. L'enfant fut aussi beaucoup moins fatiguée et moins malade que de la rougeole.

Ainsi le virus de la variole est resté dans un état d'inertie et de sommeil jusqu'à ce que le premier, ou celui de la rougeole, eût cessé d'exercer son action.

Il est très-évident que les deux virus avaient infecté l'économie; mais celui qui y avait été introduit *a posteriori*, interrompu dans ses effets au temps marqué, reprit ses droits immédiatement après le cours de l'autre.

Les deux autres enfants furent atteints de la fièvre varioleuse au huitième jour de l'insertion. L'éruption commença le onzième, et fut très-bénigne. A peine le garçon était-il débarrassé des croûtes qu'il fut atteint des mêmes symptômes de rougeole que le petit jardinier.

Le lendemain, la fille tomba malade de la même manière, ayant encore des croûtes varioliques sur le visage.

La mère fut exempte de la rougeole, parce qu'elle l'avait eue dans sa jeunesse.

Nous rendîmes témoin de ces faits le professeur Jadelot, de Nancy, et nous apprîmes que l'enfant du jardinier avait gagné la rougeole dans le faubourg voisin, où elle régnait lorsqu'il fut inoculé. Les deux autres enfants, arrivés dans cette maison le jour de leur inoculation, sortaient d'un lieu exempt de rougeole, mais fréquentaient journellement le premier enfant, attaqué de cette maladie; ils la contractèrent, et n'en subirent les effets qu'après ceux de la variole, dont la contagion antécédente avait frappé le système, à l'inverse de ce qui était arrivé au petit jardinier.

L'incompatibilité des virus est encore démontrée par une observation semblable de Cruikshank (Lettre de M. Clarke, 1779, citée dans le *Traité sur la rougeole*, de Roux, p. 45).

OBSERVATION XXII.

Pendant l'été de 1778, ce médecin inocule une fille à Parsonsgreen, et huit jours après la rougeole se déclare, sans qu'il survienne le moindre changement dans l'endroit où l'insertion a été faite. Cette fille parut tout à fait bien. On ne voyait plus la piqûre de l'inoculation.

La rougeole suit son cours ordinaire, d'environ quatorze jours et au commencement de la quatrième semaine après l'inoculation la piqûre du bras commence à s'enflammer, et il se forme une pustule varioleuse qui est suivie de l'éruption ordinaire.

Hosti a vu un enfant de 5 ans pris de la rougeole dans le temps qu'on l'inoculait. La rougeole parcourut d'abord ses temps et se termina heureusement. La petite vérole, qui était restée dans l'inaction, ne parut qu'au vingt-sixième jour; l'issue fut heureuse (*Mercure de France*, août 1755.)

Bergius rapporte qu'on a observé dans une famille de sept enfants la petite vérole et la rougeole.

Ce fut la rougeole qui se manifesta dans la petite vérole inoculée, aux uns auparavant, aux autres en même temps, et chez quelques-uns après : « On a observé, dit-il, que lorsque le virus de la vérole se développe le premier et donne la fièvre qui lui est propre, il suspend l'effet de la petite vérole jusqu'à ce qu'il ait eu son plein effet et dessèche même l'incision. Il n'en est pas de même à l'égard du virus de la petite vérole ; son action et sa fièvre n'empêchent pas le développement et la fièvre de la rougeole. » (*Mémoires abrégés de l'Académie de Stockholm,* t. XI, p. 281 ; 1792).

Les choses ne se sont pas passées ainsi chez les deux enfants dont Valentin et Dezoteux font mention, car le développement de la fièvre de la rougeole ne s'est produit qu'après la cessation de l'action et de l'effet de la variole.

Suivant Dezoteux, Bergius paraît avoir décrit ce dernier cas plutôt d'après ce qu'on lui a dit que d'après ce qu'il avait vu ; c'était aussi l'opinion de quelques médecins anglais du temps.

OBSERVATION XXIII.

Une observation bien probante de Willan vient à l'appui de l'incompatibilité. Il inocule le même jour la vaccine et la rougeole : les deux inoculations réussirent, et l'on vit les points d'inoculation de la rougeole se flétrir au moment où l'éruption vaccinale eut lieu ; celle-ci terminée, la rougeole reprit son cours (voy. Adams, *On morbid poisons*, ch. 2, p. 14 ; 1807).

OBSERVATION XXIV.

Le Dr Lettson (*Mémoires de la Société de Londres*, t. IV, p. 288) rapporte l'histoire d'une famille composée du père, de la mère, de huit enfants et de trois domestiques, dont tous les membres furent alternativement pris de rougeole et de scarlatine. Au moment où les uns avaient la scarlatine, les autres étaient affectés de rougole; puis ceux qui avaient eu la rougeole prirent la scarlatine, et les scarlatineux contractèrent la rougeole. Les deux éruptions se succédèrent sans se compliquer mutuellement.

Le *Journal de médecine* de 1783, tome LX, p. 120 et 420, et tome LXI, p. 166, renferme une discussion pleine d'intérêt entre Brillouet et Sutton.

Le premier prétendait que la rougeole avait formé la complication chez un enfant de 5 ans inoculé; Sutton, que l'éruption était le rash : ce dernier, tout charlatan qu'il était, avait cependant raison.

Hunter, dans son chapitre des *poisons*, formule ainsi son opinion sur les incompatibilités morbides : «Il est hors de doute pour moi que deux actions morbides ne peuvent avoir lieu simultanément dans la même constitution ou dans la même partie. Deux fièvres différentes ne peuvent exister dans la même constitution, ni deux maladies locales dans la même partie en même temps.» Et, à l'appui de son assertion, il cite une observation dans laquelle on voit une variole inoculée suspendre son cours par l'intervention d'une rougeole, et le reprendre après la cessation de celle-ci. Comme le fait remarquer M. Richelot, le traducteur de Hunter, la doctrine du praticien anglais, prise à la lettre, constituerait une erreur fort grave.

En effet, on voit tous les jours des individus ayant le scorbut et la scrofule, des dartreux ayant la syphilis. Nous admettons que Hunter disait vrai, mais nous n'adoptons ces idées que pour les affections aiguës et surtout fébriles. Tout s'explique par les lois de la révulsion : le mal le plus fort peut enrayer le plus faible.

Adams, qui a fait une étude si approfondie des poisons morbides, est partisan de l'incompatibilité dans les fièvres éruptives; M. Trousseau professe, de nos jours, la même doctrine.

Y a-t-il eu, dans les cas qui paraissent probants en faveur de la thèse contraire, une observation bien sévère, et n'a-t-on pas appliqué tantôt le nom de *rougeole,* tantôt celui de *scarlatine,* à des éruptions qui n'en avaient que les apparences?

L'étude de l'éruption dont nous nous occupons nous a montré qu'il y avait eu souvent confusion véritable pour ce qui a rapport à la scarlatine.

Des recherches semblables nous ont amené à la même conviction, pour ce qui a trait à la rougeole.

Les Allemands ont décrit sous le nom de *Rötheln* une éruption complexe dans laquelle ils ont fait entrer des scarlatines, des rougeoles, des érythèmes scarlatiniformes et morbilliformes; mais, en y regardant de près, il est facile d'élaguer les véritables scarlatines, les rougeoles franches, et de démêler un exanthème spécial tantôt analogue à la scarlatine, tantôt à la rougeole, et qui a donné lieu à bien des erreurs de diagnostic.

Nous ne nions rien, mais nous doutons un peu. Nous savons qu'en médecine, comme ailleurs, il n'est point de lois absolues, et qu'un seul fait peut renverser la doctrine qui semblait la mieux fondée, la plus solide en apparence.

Les éruptions simultanées de vaccine et de variole, de variole et de varioloïde, semblent porter un rude coup à la doctrine de l'incompatibilité pour ceux qui voient des différences capitales entre ces fièvres éruptives. Mais y a-t-il identité, solidarité ou incompatibilité? Question difficile! Hippocrate dit *oui,* Galien dit *non.*

Thompson croit à l'identité de nature; presque tous les médecins écossais ont adopté son opinion. Au dire du Dr Desalle, Rhazès contient une foule de preuves à l'appui de la doctrine de Thompson.

Bérard et Delavit, ainsi que M. Gendrin, partagent les mêmes convictions, et admettent que la variole, la varioloïde et la vaccine, sont trois maladies identiques; M. Bousquet, qui n'admet pas l'identité de la vaccine et de la variole, ne peut se refuser à reconnaître qu'elles se rapprochent en quelques points.

Si, passant maintenant aux faits que nous avons rangés dans la seconde catégorie, nous compulsons quelques-unes des observations citées comme exemples de varioles et de scarlatines concomitantes, nous y trouvons des lacunes regrettables qui nous portent à croire que le diagnostic s'est égaré.

OBSERVATION XXV.

Dans une observation du Dr Passant, relatée dans la *Gazette des hôpitaux,* numéro du 4 février 1860, on lit ce qui suit :

« La malade, âgée de 39 ans, après deux jours d'inappétence, est prise de douleurs de reins. M. Passant, appelé le 27 juillet 1859, trouve un pouls fort, des yeux injectés, la peau âcre, des douleurs lombaires; il croit à une fièvre éruptive. Le soir, les douleurs de reins ont augmenté, il y a des envies de vomir, la malade se plaint de difficulté dans la déglutition. M. Passant examine la gorge, et trouve le pharynx et les amygdales d'un rouge framboisé. La nuit fut très-mauvaise.

« Le 28, une large éruption scarlatineuse s'était manifestée dans l'aine du côté droit.

« Le 29. Même manifestation dans l'aine du côté gauche, au pli du coude des deux côtés et à l'épaule droite, près le creux axillaire; rougeur intense caractéristique, parfaitement circonscrite; démangeaisons très-vives.

« Le 30. L'état général, le malaise, la fièvre en particulier, ne s'étaient pas amendés; on remarque quelques pustules de varioloïde disséminées sur différents points du corps, un peu plus nombreuses au visage.

« La coloration des plaques scarlatineuses était d'un rouge aussi intense que la veille.

« Le 31. L'éruption pustuleuse est générale et n'a respecté que les parties de peau envahies par la scarlatine; les pustules sont très-rapprochées, surtout au visage; la rougeur des plaques scarlatineuses est moins vive.

« 1er août. Les pustules sont très-développées; elles sont très-rapprochées des plaques scarlatineuses, qui pâlissent.

« Le 2, l'éruption variolique est dans son complet développement, la desquamation de la scarlatine commence.

« Le 6, les pustules avaient parcouru leurs différentes périodes.

« Le 7, elles sont couvertes de croûtes jaunâtres.

« Rien de particulier à partir de ce moment, si ce n'est que les deux affections ont jusqu'à la fin accompli, l'une à côté de l'autre, leur développement, comme si on les avait observées chez deux individus.

« La convalescence a été aussi heureuse que rapide. »

On remarquera qu'il n'est pas parlé de l'état de la langue dans cette observation : on signale bien une douleur de gorge intense, avec rougeur vive, mais cette douleur et cette rougeur s'observent aussi dans la variole. Y a-t-il eu des concrétions ou des pseudo-membranes sur les amygdales? La desquamation s'est-elle faite par plaques ou par petits furfurs? Quel a été le caractère de la fièvre? Les urines ont-elles présenté de l'albumine?

Rien de tout cela n'est indiqué; ces détails étaient cependant de la plus haute importance.

OBSERVATION XXVI.

Dans une autre observation, personnelle à M. le Dr Couturier, de Mérinchal, et dont il est lui-même le sujet, il est question d'un cas de scarlatine et de variole survenues en même temps et constatées par M. le Dr Tuillier, professeur à l'École de Limoges.

Il existait alors dans les salles de l'hôpital une épidémie de variole et de scarlatine.

M. L....., de Mérinchal, vacciné avec succès à l'âge de 4 ans et de 13 ans, est pris, le 22 mars 1853, de vomissements, de fièvre et de délire.

Le 23, il y a de la difficulté dans la déglutition. Un interne croit à l'existence d'une angine tonsillaire, et prescrit un gargarisme astringent.

Le soir, douleurs vives dans les reins.

Le 24, M. Tuillier voit le malade, et diagnostique une éruption scarlatineuse couvrant tout le corps. En ce moment, il n'y avait aucun bouton de variole.

Le 25, M. Tuillier compte vingt-cinq pustules varioliques. (*Gazette des hôpitaux*, 24 mars 1860).

Cette observation est encore très-incomplète sous bien des rapports.

Sans parler de l'absence de tous détails sur la maladie, faisons remarquer qu'il n'est encore pas fait mention de l'état du pouls, de celui de la langue.

Rien sur la couleur du pharynx et des amygdales ; des concrétions caséiformes, de la desquamation, de l'état de l'urine, pas un seul mot.

Ces deux observations nous semblent devoir être comparées aux cas cités par MM. Faivre, Moreau, etc.; elles ressemblent à nos observations propres pour l'aspect général, et tant qu'on ne fournira pas de détails plus précis nous aurons lieu de nous déclarer incrédules.

Plaçons, en finissant, sous un haut patronage les faits que nous avons cités et les idées que nous avons émises.

OBSERVATION XXVII.

Un jeune homme de 20 ans entre à l'Hôtel-Dieu, présentant les symptômes du début d'une dothiénentérie ; mais, après quelques jours de durée, l'affection tourne court. La fièvre était tombée, et le malade paraissait en état de convalescence lorsque tout à coup il perd l'appétit et est de nouveau pris de fièvre avec nausées, vomissements, céphalalgie intense, douleurs de reins ; puis, au bout de deux jours, il est couvert d'une éruption scarlatiniforme générale des plus intenses; il était rouge comme une écrevisse. On remarquait en outre, sur les parties latérales du cou, des vésicules renfermant une petite quantité de liquide opalin; l'état de l'intelligence était parfait; il n'y avait pas le plus petit symptôme nerveux; rien à la gorge, aux amygdales, à la luette, ni au voile du palais; la langue était saburrale, couverte d'un enduit jaunâtre, mais sans rougeur à la pointe ni sur les bords.

M. Trousseau pronostique une variole, se fondant, d'une part, sur l'absence des signes prodromiques des caractères généraux de l'affection scarlatineuse, bien que l'éruption eût tout l'aspect de la scarlatine; d'autre part, sur ce qu'on voit souvent dans la variole, au moment où se fait l'effervescence du côté de la peau, se produire des éruptions préparatoires de la variole, ressemblant plus ou moins à la scarlatine.

Le lendemain, on voyait des myriades de pustules naissantes sur la poitrine et à la face interne des cuisses, et là où la veille il n'y avait que de la rougeur scarlatineuse uniforme, on voyait des taches pétéchiales et ecchymotiques.

A mesure que l'on avançait, la maladie s'éloignait de plus en plus de la forme scarlatineuse pour revêtir de plus en plus les caractères de la variole. L'éruption variolique devint bientôt confluente, ne laissant plus entrevoir entre les rares intervalles des pustules que des taches hémorrhagiques. Dès le troisième jour de l'éruption, les symptômes les plus graves se manifestèrent, il survint de l'albuminurie, du délire. Le malade succomba du quatrième au cinquième jour.

Y a-t-il eu chez ce malade une variole seulement ou bien une variole compliquée de scarlatine?

M. Trousseau ne crut pas à la scarlatine: « Chez les petits malades des hôpitaux, dit-il, on ne voit jamais la contagion scarlatineuse s'imposer à un enfant atteint de rougeole, et réciproquement, ces affections se succèdent, mais elles ne se développent jamais simultament ; » car, pour ce savant professeur, il est constant de voir les fièvres éruptives, comme toutes les grandes pyrexies, imprimer à l'économie une sorte de résistance pour l'invasion d'une seconde affection du même genre, et il admet en principe l'incompatibilité des diverses affections éruptives de nature spécifique.

Paris. — Typographie de RIGNOUX,
rue Monsieur-le-Prince, 31.

www.ingramcontent.com/pod-product-compliance
Ingram Content Group UK Ltd.
Pitfield, Milton Keynes, MK11 3LW, UK
UKHW021108200726
13857UKWH00003B/1131